门诊医患沟通指引（2024）

——构建以患者为中心的沟通结构和技巧

施祖东　编著
邓旭亮　主审

北京大学医学出版社

MENZHEN YIHUAN GOUTONG ZHIYIN（2024）——GOUJIAN YI HUANZHE WEI ZHONGXIN DE GOUTONG JIEGOU HE JIQIAO

图书在版编目（CIP）数据

门诊医患沟通指引. 2024：构建以患者为中心的沟通结构和技巧 / 施祖东编著 .—北京：北京大学医学出版社，2024.1（2024.11 重印）
ISBN 978-7-5659-2918-2

Ⅰ.①门…　Ⅱ.①施…　Ⅲ.①医药卫生人员 – 人际关系学　Ⅳ.① R192

中国国家版本馆 CIP 数据核字（2023）第 100121 号

门诊医患沟通指引（2024）
——构建以患者为中心的沟通结构和技巧

编　　著：施祖东
出版发行：北京大学医学出版社
地　　址：（100191）北京市海淀区学院路 38 号　北京大学医学部院内
电　　话：发行部 010-82802230；图书邮购 010-82802495
网　　址：http://www.pumpress.com.cn
E-mail：booksale@bjmu.edu.cn
印　　刷：北京信彩瑞禾印刷厂
经　　销：新华书店
责任编辑：董采萱　　**责任校对：**靳新强　　**责任印制：**李　啸
开　　本：880 mm×1230 mm　1/32　　**印张：**8.125　　**字数：**240 千字
版　　次：2024 年 1 月第 1 版　2024 年 11 月第 2 次印刷
书　　号：ISBN 978-7-5659-2918-2
定　　价：38.00 元

序一

人类生活离不开人际沟通，但是要准确表达自己和理解别人常存在很多困难。医患沟通中遇到的困难更是如此。医患沟通不畅容易引起医疗纠纷。中华医学会2021年统计结果显示，70%的医患纠纷是由沟通不良造成的，从北京大学口腔医院统计的纠纷数据来看，甚至还更高一点。因此，如何加强医患沟通，如何提高医患沟通的效果成为亟待解决的大问题。对医务人员来说，他们会遇到各种各样的患者，在和这些患者沟通中也会碰到形形色色的困难。当患者向医者诉说他们的病痛和感受时，不一定都能完全被医者理解并引起共鸣；同样，当医者表达诊疗意见、要求患者配合时，也不一定能全被患者领会、接受并赢得合作。如何进行有效沟通，辨别沟通中潜在的危机并有效解决危机，是医务人员必备的技能。医患沟通是一门值得研究的学问。

为了减少医患沟通中的问题，改善患者的就医感受，减少不必要的医疗纠纷，提高医疗质量与安全，北京大学口腔医院医务处处长施祖东根据自己多年的医患沟通体验、医疗纠纷处理经验及医务管理体会编写了《门诊医患沟通指引（2024）——构建以患者为中心的沟通结构和技巧》一书，系统全面地介绍了医患沟通知识和实操技术。该书以导读开篇，介绍了全书的编写思路和阅读建议，然后列出《门诊医患沟通指引（2024）》的细目，并在此基础上分四大部分进行详细阐述。第一部分为医患沟通总论，强调医学是一门关照人类痛苦的学问，是沟通的艺术，介绍了医患沟通的整体状况。第二部分是该书的精华，从初始接诊、病史采集、临床检查、诊断和治疗方案说明、治疗操作到结束初诊，一一介绍了各环节沟通的特点和技巧，同时也说明了沟通中存在的问题，如发生冲突等，以及实用的应对措施。第三部分列出了相关的法律法规和规范性文件，供读者快速了解相关的知识，有利于找到政策依据。第四部分为参考文献，满足了读者延伸阅读的需求。该书采用既专业又通俗易懂的语言，深入浅出地进行了阐述，对提高医务人员在诊疗中的沟通水平给予最直接的帮助。

本书的作者施祖东处长是北京大学口腔医院常年工作在医疗管理一线的中青年业务骨干，有口腔医学本科和法学研究生教育的双重背景，对医学专业和医疗法律既在理论上有所掌握，更有实践中积累的丰富经验。他在医务管理工作中需要接触许多患者和医务人员，还一直从事北京大学口腔医学本科生和研究生医患沟通相关课程的教学工作，因此最为了解患者的迫切需要、医务人员在医患沟通方面存在的问题以及所需要的培训。他结合自己的经验和体会编写此书，比较系统、全面地介绍了医患沟通知识和实操技术。这本书的内容不仅对临床医务人员有很实用的价值，也可以作为医学毕业生进入临床工作初期的辅导读物，有助于他们了解临床工作中与患者沟通时最需要掌握的知识和技巧，进而提高与患者沟通的能力。相信本书的出版一定有助于构建医院良好的医患关系，提高医疗质量和安全，也会对口腔健康事业的发展起到积极的作用。

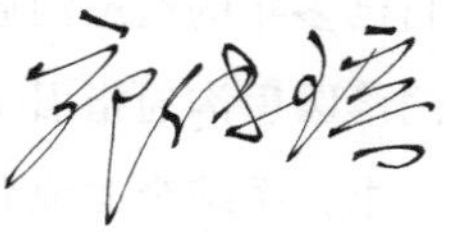

郭传瑸

中华口腔医学会会长

序二

医患沟通非常重要，尤其对于构建和谐的医患关系以及在诊疗过程中提高患者就医体验至关重要。门诊临床工作中的医护人员都充分知晓这一重要性，但仅仅是知晓还远远不够，能否把临床医患沟通的过程规范化、制度化，形成类似于疾病临床诊疗指南的形式并指导临床工作，确实是一件值得尝试并具有重要意义的事情。

本书的作者正是基于这样的思路和初衷，结合其个人十多年的医疗纠纷处理体验和医患沟通教学的思考，沿着门诊医患沟通场景化和结构化的路径，首先制定了《门诊医患沟通指引》并广泛征求了众多相关专家的意见和建议。进而在此“指引”的基础上，对个人有关医患沟通的理解和思考，以及“指引”各个条款在编制和适用过程中的背景和要点进行了详细的说明，脉络清晰、内容丰富，具有非常好的教学参考和临床工作指导的作用。

让人高兴的是，在这本书中，作者除了向读者细致讲述了门诊医患沟通的结构和技巧，还在字里行间处处体现出“以患者为中心”的医疗服务理念以及“敬佑生命、大爱无疆”的医师职业精神，把崇高的医学人文精神和浓浓的医学人文情怀深深融入医患沟通的过程和内容之中。本书强调在医患沟通能力培训过程中彰显和践行医学人文价值，是一本非常好的“大思政课”的教材和参考书，在知识传授、能力培养过程中实现价值塑造和引导。

正如作者在书中所说的，“所有的医疗行为都是伦理行为”。医患沟通不能仅仅关乎方法和技巧，其最重要的是医护人员要能够深刻认识到“医学是一门人学”。没有对患者身体病痛和患病苦难的深刻理解、同情和关心爱护，所有的技巧和方法都会发生“异化”，都会失去临床医学特有的“人性温情”和“人文温度”，医学也就失去了“救赎”的价值和意义。

北京大学口腔医院是第一个在口腔专科院校建立医学人文教学组并开设医患沟通理论和实践演练课程的教学和医疗机构，本书的出版也是我院医学人文教学研究的一个重要成果。人民至上、生命至上是健康中国战略的核心思想，体现了“坚持以人民为中心”的发展思想，作为党的医院和人民的医院更应努力提高服务质量和品质，促进以患者为中心的服务理念和目标的实现。后续，医院将会继续加强对医患沟通教学和研究工作的重视和投入，鼓励把医患沟通作为一门科学进行研究并不断推进，以期为创建和谐医患关系、和谐社会贡献应有的力量。

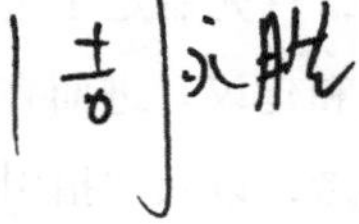

周永胜

北京大学口腔医院党委书记

序三

自20世纪90年代中期以来，在我国各类医疗机构中医疗纠纷频发且程度越演越烈。这不仅严重损害了医患之间的互信合作关系、医疗秩序，也阻碍了医疗卫生事业良性发展以及医学科学进步。导致医疗纠纷高发的原因很多，其中医疗卫生行业管理中的体制机制问题、优质医疗资源的配置和可及性问题、现代医学服务模式和临床诊疗能力与广大民众对医疗服务结果无限期望之间的差异等，任何一项都有可能具体化为医疗服务过程中患方的不满意。在现实的诊疗服务过程中，医患互动的过程和医患沟通的顺畅与否更是直接导致医患之间产生争议、发生冲突的重要因素。

本书的作者施祖东是北京大学法学院及北京大学卫生法学研究中心首批“医学-法学”跨学科卫生法学方向的法律硕士研究生。他们在校学习期间，针对当时全国医疗机构对这种复合型人才的迫切需求，抵御金融热等浮躁思潮的干扰，我极力向他们灌输毕业后“专业对口”到医院从事医疗法律管理、处理医疗纠纷工作的理念，但遗憾的是积极响应者并不多。祖东属于具有北大学生勤于思考、乐于尝试且不随大流特质的一类。考虑到他本科专业是口腔医学、研究生专业是法学的跨学科优质教育背景，我早早地就把他“打发”到北京大学口腔医院医务处“实习”，后因工作成绩显著，毕业后就直接留在那里就业。十几年如一日，他的一项日常工作就是接待来访和处理纠纷，十分不易！如今，他已从当年医务处的普通工作人员，成长为北京大学系统附属医院中资深的“老”医务处处长了。上学期间那个原本少言寡语、比较腼腆的安徽男孩，已经变成了一个“话多嘴碎”的医务处“老”同志，讲起处理医疗纠纷的故事更是滔滔不绝。他深知医疗纠纷的症结所在。

呈现在读者面前的这本《门诊医患沟通指引（2024）——构建以患

者为中心的沟通结构和技巧》正是基于当下医务人员与患方沟通中存在的问题，总结了作者多年来对于医疗纠纷的发生以及如何避免和减少沟通中纠纷的发生，如何更好地提升医患之间的和谐与互信，提高患者就医体验所做的思考和实践体会。即在医患沟通交互界面上，通过规范化、标准化的沟通结构和技巧，为广大临床医务人员提供一套具有创新性和可操作性的门诊医患沟通指引及其详细的解读。

医患沟通的过程既是一门“科学”，又是一门“艺术”。医务人员只有通过不断学习、重复和不断训练，才能提升自身沟通技能和人文关怀素养。这也是本书中我特别赞赏的观点，也是为此作序向广大医务人员推荐的理由。结合我本人多年来从事卫生法学教学研究和全国培训的体会，依法执业、以人为本、以患者为中心等理念在医疗机构管理者和医务人员的心目中已基本建立，但如何在具体的诊疗过程中落到实处，却存在很大的差异。要解决这一问题，其中最重要的就是在诊疗服务的过程中，除了要遵循技术指南和规范的要求，还需要关注医患沟通过程本身，要把医患在诊疗过程中的互动规制为一种制度化、科学化、标准化和具体化的行为规范。

正如作者所说，医学是一门沟通的艺术而非沉默的技术。所有的努力和尝试都是为更好地改进和提升所做的铺垫。期待所有医务人员都能够在本书的阅读中得到这样的共同体会和更好提升。

孙东东

北京大学法学院

目 录

第二部分 《门诊医患沟通指引（2024）》实务精要

第三部分　法律法规和规范性文件

第四部分　扩展阅读及参考文献

导 读

本书以《门诊医患沟通指引（2024）》（以下简称《指引》）开篇，它是笔者把医患沟通的过程制度化、规范化和路径化所做出的努力和尝试。笔者认为，尽管门诊诊疗过程中医患沟通所面临的具体情形纷繁复杂，但是在这些复杂多变的情形背后，依然遵循着特有的规律和逻辑。换句话说，门诊医患沟通是一门科学。编制《指引》的目的就是要把这些共性的规则和逻辑梳理出来，并按照诊疗实际经历的过程进行编排，从而形成借以“指导”医患沟通教学、培训和临床实践的规范和指南。本质上，这与编制疾病诊疗指南异曲同工。

在《指引》的编写过程中，我们基于以下思路和理念。

首先，把门诊医患沟通的整个过程进行拆解，分成几个典型的沟通阶段（即“场景”），包括：初始接诊，病史采集，临床检查，说明病情、治疗计划和风险，治疗操作和结束诊疗。上述“场景”的划分除了贴合门诊诊疗实际过程外，还因为在每个阶段的沟通过程中，医患双方存在明显不同的心理需求和信息需要，面临不同的沟通任务和目标，因此也遵循不同的逻辑和规则。

其次，结合门诊诊疗不同阶段的沟通特点和沟通任务，设计有针对性的沟通结构和技巧，从而实现任务和方法之间的匹配。比如在医患初始见面的那一刻，医患之间需要消除彼此之间构建良好第一印象的信息障碍，实现医患之间的初步信任。为此，我们设计了“招呼问候＋有意寒暄＋展示执业竞争力”的沟通结构，并把可用的沟通技巧和注意事项融入其中，从而使这一阶段的沟通过程具有了路径和规范的意义。

最后，医患沟通的过程是践行医学职业精神、实现医学人文理念的并行过程，如何在真实的临床沟通过程中实现从理念到行为的“知-信-行”的融合和统一，是门诊医患沟通的重点和难点。在《指引》中，我们尽可能地把以患者为中心的服务理念行为化、具体化，通过沟通的特定内容、动作和方式表达出临床医学特有的关爱和温度，使医学人文和医患沟通相互融合。

因此，针对本书的阅读过程，作者建议：首先通读《指引》，结合每个人的执业经历，初步了解我们推荐的结构和技巧，并形成个人批判性的意见和建议；然后分篇阅读总论中的各个部分，充分理解我们借以表达的医患沟通主要理念和基本的价值偏好，这也是一个分享和批判的过程；最后结合《指引》的具体条款，逐条阅读我们在编制《指引》过程中的思考和实务建议。这是一个读者和作者针对特定内容继续研讨和碰撞的过程，医患沟通没有绝对真理，只有大家共同的思考和继续探索。本书最后的文件附录和参考文献供读者朋友们参考和继续拓展使用。这些是目前作者所学所思的来源和起点，也方便为以后更多的共识提供资料。

“寓价值观引导于知识传授和能力培养之中”是习近平总书记系列教育思想的重要组成部分，也是我们编制《指引》并写作本书的重要目的。医患沟通是医学人文落地的桥梁和手段，是实现以患者为中心的最佳临床实践的要求。医护人员只有真心诚意地满怀对患者的关爱，才会在医患沟通中赢得患者的信任，并最终与之并肩战斗，抵达战胜病痛的彼岸。

门诊医患沟通指引（2024）

1 适用范围

本指引适用于门诊诊疗服务过程中的医患沟通。

2 规范性引用文件

下列文件中的内容通过文中的规范性引用而构成本指引必不可少的条款。其中，注日期的引用文件，仅该日期对应的版本适用于本指引；不注日期的引用文件，其最新版本（包括所有的修改单）适用于本指引。

中华人民共和国民法典 2020年 全国人民代表大会

中华人民共和国基本医疗卫生与健康促进法 2019年 全国人民代表大会常务委员会

中华人民共和国医师法 2021年 全国人民代表大会常务委员会

医疗机构管理条例 2022年 国务院

医疗纠纷预防和处理条例 2018年 国务院

医疗事故处理条例 2002年 国务院

医疗质量安全核心制度要点 2018年 国家卫生和健康委员会

3 术语和定义

下列术语和定义适用于本指引。

3.1 门诊

指在医疗机构门诊规范区域内直接向患方提供的诊疗服务。

3.2 医护人员

指在门诊诊疗服务过程中直接接触患方，为患者提供检查、诊断、治疗和预防保健等医疗服务的专业人员。在引用和特定表述中，有时偏指“医生”。

3.3　患方

指在门诊诊疗服务中，直接向医护人员寻求帮助的患方人员，不限于患者本人，还包括陪同其就诊的近亲属。本指引中的患者，指的是患者本人，因引用和表述的需要，有时也称为“病人”。

3.4　医患沟通

指医患之间通过语言和非语言交流分享疾病与健康相关的信息、意义和感受的过程，达成共同理解并制定临床决策，实现疾病诊疗和健康知识普及。

4　基本要求

4.1　医患沟通的能力是医护人员必须具备的基本能力和职业素养，是医学人文落地的桥梁和手段，是实现以患者为中心的最佳临床实践的要求。

4.2　医护人员应当充分了解：

4.2.1　医患沟通是诊疗服务的重要组成部分。良好的医患沟通有助于患方提升就医的获得感、对诊疗服务的依从性，获得可期待的治疗效果以及疾病相关的健康生活知识；也有助于医护人员提升职业的成就感，缓解职业倦怠，预防医疗差错，减少医患矛盾。

4.2.2　医患沟通的过程不是单向的信息传递过程，而是通过医患双方的互动，建立并维持一种相互信任、合作的人际关系，实现相互尊重，达成共识，共同参与制定临床决策并有效推进诊疗的过程。

4.2.3　在门诊诊疗中的不同阶段（见图 1），医患双方存在不同的心理需求和信息需要，可以采用有针对性的沟通结构和相应的沟通技巧，实现良好的沟通效果，提升沟通效率。

5　初始接诊

5.1　在医患双方见面初始、尚未对主诉需求进行实质性诊疗前，

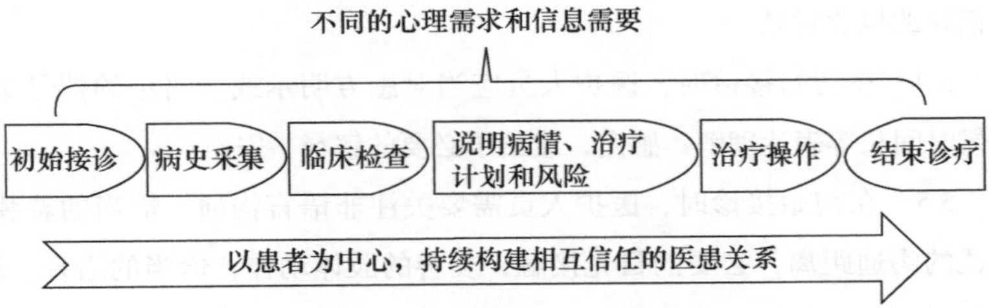

图 1　门诊医患沟通场景示意图

医护人员应当初步了解患者的基本信息，观察患方，做好与患方沟通的充分准备。

5.2　在初始接诊时，医护人员应当主动提供信息，有意构建让患方信任的医患关系。

5.3　推荐的沟通结构和主要技巧（见图 2）

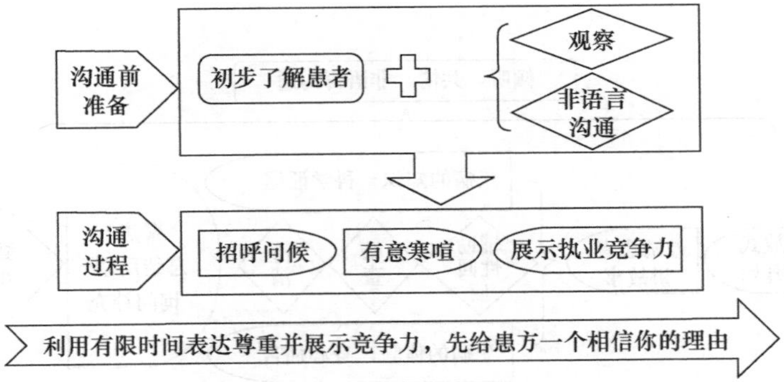

图 2　初始接诊的沟通结构和主要技巧示意图

5.3.1　医护人员可以用简短的礼貌语问候患方，确认患者的身份，让患方以尽可能舒适的方式开始。

5.3.2　医护人员可以寻找并表明与患方可能存在的社会联系。

5.3.3　医护人员可以简单介绍自己的专业或者执业经历，提供让患方信赖的执业背景。

5.4　在初始接诊时，医护人员应当对患方明示或者暗示的挂号难、等候时间长等表达理解、感谢，或给予必要的解释、安慰。

5.5　在初始接诊时，医护人员需要关注非语言沟通。恰当的着装，舒适的沟通距离，必要的目光接触，友善的肢体动作，恰当的语音、语速和语调等，均有助于构建医患之间的互信关系。

6　病史采集

6.1　病史采集是医护人员通过患方对疾病发生、发展过程以及个人患病体验的充分陈述，实现与患方对于疾病和患病信息达成共同理解的沟通过程。

6.2　病史采集应当以患方的陈述为主，医护人员应当认真倾听患方的陈述。

6.3　推荐的沟通结构和主要技巧（见图 3）

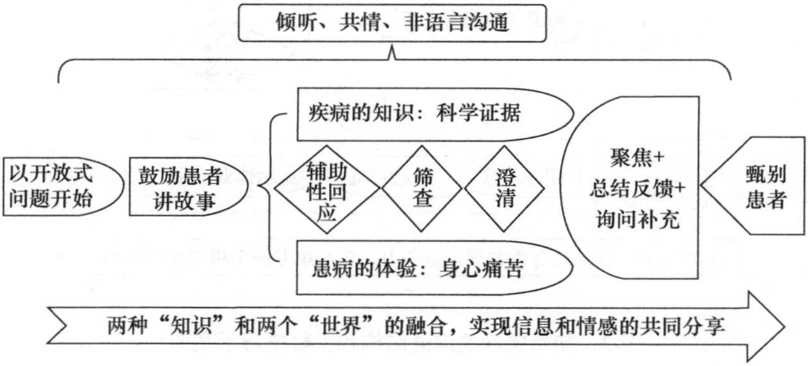

图 3　病史采集的沟通结构和主要技巧示意图

6.3.1　首诊的病史采集应当以开放式问题开始。

复诊的病史采集应当关注上一次诊疗后的疾病变化、诊疗效果和患方的体验等。

6.3.2　医护人员应当鼓励患方全面讲述疾病发生、发展的过程，辅助性回应患方对疾病的感受、对治疗结果的期望以及对未来健康状况的担忧等，不要随意打断患方的讲述。

6.3.3　医护人员应当及时筛查、澄清患方在讲述中表达不清晰或者值得关注的信息和细节，对于患方表达的患病体验给予理解和支持，不应当贬损患方对疾病的认知和主观体验。

6.3.4　医护人员应当逐步聚焦患者的问题，阶段性总结患方陈述的信息，与患方进行确认，并询问患方是否还有需要补充的重要信息。

6.3.5　当医护人员整合患方陈述的关于疾病和患病的信息，总结完整病史所需要的全部信息并与患方确认，且患方没有需要补充的其他重要信息时，病史采集完成。

6.4　病史采集是甄别患者的重要过程。

6.5　医护人员在病史采集过程中不应当过早就疾病诊疗的风险及预后给予评价和过度保证。

6.6　医护人员在病史采集过程中应当充分体现同理心。

医护人员给予患方充分表达的机会，认真倾听患方的讲述，尊重患方患病的体验，积极表达对患方的理解，愿意提供及时、专业的帮助等，是医学人文精神最直接的体现。

7　临床检查

7.1　临床检查沟通是结合病史采集的信息，对患者进行体格检查或者实验诊断、辅助检查等，收集临床证据的沟通过程。

7.2　医护人员应当就临床检查的意义、目的等进行说明。

对于特殊的临床检查，还应当向患方说明检查的风险、替代方案和费用等，并取得患方的明确同意。

7.3　对于可能引起患者身心痛苦的有创性检查，在操作前应当通过沟通评估患者对检查的知晓程度和身心承受能力，确保患者的知情选择。

8　说明病情、治疗计划和风险

8.1　告知病情、治疗计划和风险是在病史采集和临床检查的基础上，医护人员就疾病本身、可选择的诊疗方案、风险、费用等向患方充分说明，并与患方共同确定治疗方案的沟通过程。

8.2　医护人员应当结合患方的认知程度，选择使用通俗易懂的方式进行说明解释。

8.3　推荐的沟通结构和主要技巧（见图 4）

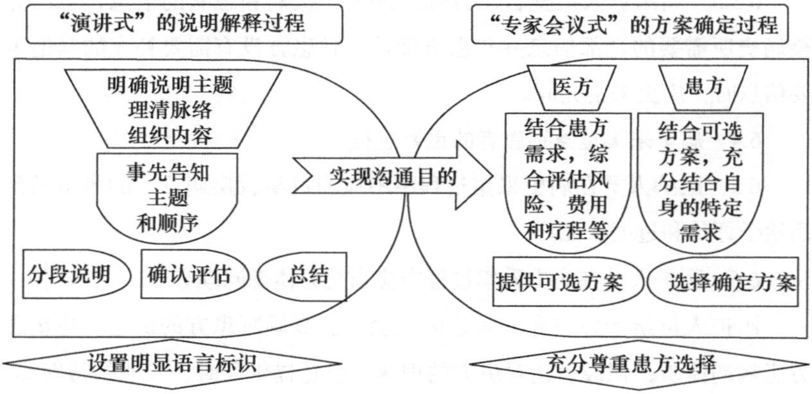

图 4　说明病情、治疗计划和风险的沟通结构及主要技巧示意图

8.3.1　医护人员可以预先向患方说明告知病情、治疗计划和风险等的沟通顺序，并在沟通过程中设置明显语言标识。

8.3.2　医护人员应当分段向患方进行说明，鼓励患方提问并积极回应。在每一段信息解释说明后，应当及时确认评估患方的理解情况。

8.3.3　医护人员在说明解释过程中，应当高度关注患方的非语言信息，引导患方表达自己的担忧和期望，做出回应并给予支持。

8.3.4　医护人员应当与患方共同选择确定合理的治疗方案，并履行必要的程序。

8.4　医护人员说明解释患方病情、治疗计划和风险的顺序可以根据患方对问题的关注程度等进行调整，但事先说明沟通的顺序可以提高沟通的效率并增强效果。

8.5　诸如恶性肿瘤诊断、较差预后等可能对患者产生较大心理影响的信息，在告知前，医护人员应当评估患者本人的承受能力或者结合患者近亲属的意见，选择合适的告知对象和告知内容。

8.6　当患方放弃或者拒绝医护人员基于循证医学证据推荐的合理治疗方案时，医护人员应当充分告知患方可能面临的风险，进一步询问患方放弃或拒绝的原因并做出解释，确认患方充分理解并明确选择放弃或拒绝后，应当履行必要的程序。

8.7　医护人员在向患方说明解释可选治疗方案时，可以分享在制定相应方案时的困难和思考，帮助患方充分理解每一个方案存在的优势和不足、风险与收益。

8.8　医护人员不应当以自己对风险的偏好、对技术和产品的熟悉程度以及个人的价值观倾向，影响患方自主选择治疗方案。

9　治疗操作

9.1　治疗操作沟通是医护人员在门诊诊疗过程中，结合患方对治疗方案的选择而直接实施治疗操作的沟通过程。

9.2　医护人员应当在操作前，对治疗操作的意义、目的、风险等进行充分说明。

对于手术、特殊治疗等操作，还应当向患方说明替代性方案、费用等患方关心的信息，并取得患方的明确同意。

9.3　可让患方直视的治疗操作过程或者医护人员有效的言语提示，可以消除患者对治疗过程的恐惧，提高对治疗过程和效果的认知，改善就医体验。

10　结束诊疗

10.1　结束诊疗是当次就诊结束前，医护人员向患方解释说明的沟通过程。

10.2　诊疗结束前，医护人员应当向患方说明以下信息（见图 5）。

10.2.1　已经完成的检查和治疗。

10.2.2　本次诊疗后可能出现的不适，需要患方关注的风险和事项。

10.2.3　当上述风险发生或者出现其他异常情况时，可以采取的解决办法或者寻求帮助的途径。

10.2.4　随访或者复诊的建议和安排。

10.2.5　结合患者病史给予的健康生活指导和建议。

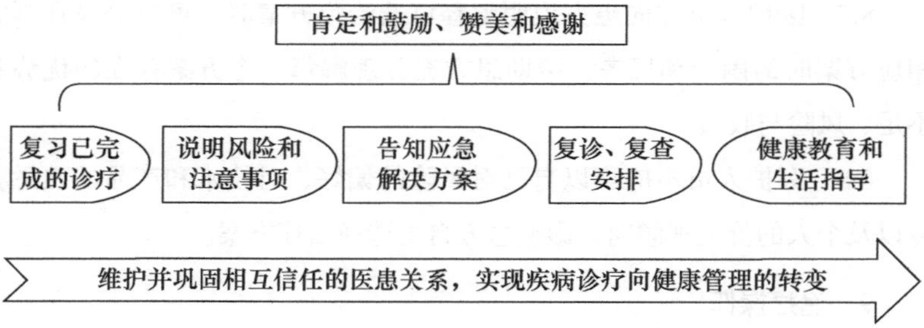

图 5　结束诊疗的沟通结构和主要技巧示意图

10.3　诊疗结束时，医护人员可以对患方在诊疗过程中的积极参与给予肯定和鼓励，并就患方对医疗机构和医护人员的选择和信任表示感谢。

10.4　医护人员根据患方病情，认为需要前往其他专业或者医疗机构就诊的，应当向患方进行充分说明，必要时可以协助会诊或转诊。

10.5　患者因病情急迫而需要紧急会诊或者转诊的，医护人员应当在保障患者安全的情况下联系会诊或者转诊。

11 其他规定

11.1 医护人员应当关注患方在门诊诊疗沟通过程中的沉默，给患方留出相应的时间，关注患方沉默后的反馈。

11.2 医护人员在门诊诊疗服务过程中，应当结合疾病的类型、患方的心理特征、现有诊疗的阶段和已有的沟通效果，灵活调整沟通结构和主要技巧。

11.3 医疗服务过程中，医疗机构和医护人员可以采用多种媒介和手段，让患方尽可能看到、听到或者触摸到沟通的内容，提升患方对沟通信息的认知，改善就医体验。

11.4 在门诊诊疗沟通过程中，如果患方对医护人员的诊疗技术流露出不信任或者对服务态度表达不满意时，医护人员可以与患方一起探寻具体的原因并给予必要的解释。经解释后仍难以消除患方不信任或者不满意的，医护人员应当终止医患沟通的过程，告知或尊重患方表达意见的合理途径。

11.5 医护人员应当避免与患方在沟通过程中发生言语或肢体冲突。当意识到患方出现情绪不稳定或者其他可能危害医患双方人身安全或者诊疗秩序的情况时，应当立即启动必要的防范措施。

11.6 医护人员在诊疗服务过程中，不应当随意评价其他医疗机构和医护人员诊疗的过程和效果。

11.7 对于患方在诊疗服务过程中对其他医疗机构和医务人员提出的质疑，医护人员可以给予客观、合理的解释。

11 其他规定

第一部分　医患沟通总论

医学是一门关照人类苦难的学问，是沟通的艺术，而非沉默的技术。

所有的沟通者都扮演一个特定的角色

古代有个谜语：它不是蜜，但比蜜还甜；它不是毒药，但比毒药还毒；它不是花，但比花还美；它不是剑，但比剑还锋利。谜底就是沟通中所用的语言。

大约2500年前，希波克拉底也曾说过，医生治病有三大法宝——语言、药物和手术刀。相对于药物和手术刀，语言是治病救人的第一法宝。在今天“生物–心理–社会医学模式”下，医患沟通比历史上的任何时期都显得更为重要，对医疗从业者沟通能力的要求已经从伦理和道德层面上升为执业的基本技能和法律的基本要求。

现实中，对医患沟通的重视、以患者为中心的服务理念以及献身于拯救患者身体和灵魂之痛的初心，并不能必然使医护人员医患沟通的能力得到提升。而且不幸的是，医患沟通始终被当成一门“艺术”而不是“科学”，在医学院校被反复灌输、在临床实践中结合特定的案例被反复强调，其“所教的技巧很多但现实能用的却很少”。在一次次结合难以调和的医患沟通冲突案例进行经验总结和教训吸取时，各种“鸡汤式”和“顿悟般”的体会分享常能让参与讨论的医护人员颇有“感触”，但基于整个门诊诊疗服务特点、把医患沟通进行系统化和路径化的努力却没有得到应有的重视和深入的研讨。医患沟通能力的培训始终在“精心设计的片段化场景”和“极具个性化特征的说话技巧”中反复演绎，其所倡导的医学人文精神和切实可行的沟通方法在门诊诊疗的现实场景中，尚未找到结合融入的完整框架和实施路径。教的人痛苦，学的人无奈。而面对患者时，医护人员又常常慨叹“书到用时方恨少”。

医患沟通能否成为一门“科学”，以便让教与学、理论与实践贯通，遵循在特定人际交往过程中特有的规律和逻辑，从而提升沟通的效率和效果，这是本书重点研讨和不断努力的方向。如果说生活是一场演出，那么门诊医患沟通的过程就是一个特定的舞台。如果能让门诊诊疗的医患沟通过程成为一场编排有序的“情景演出”，其中“演员”就是医患双方，体现医学人文精神和以患者为中心的理念就是演出的主旨，而一个个融入的沟通技巧则是表演的方式和方法。由此，把整个门诊医患沟通过程的主旨、脉络、角色和表现手法有序地组织起来，设计出“整场演出”的完整方案，让参与其中的医患双方都心里有数。这样，沟通过程就会更加顺畅和高效。

需要强调的是，与常规表演不同，医患沟通中医患双方只有沟通的目标但没有事先写好的“台词”，与一举一动、一颦一蹙都有严格要求的芭蕾舞演出明显不同，这是一场类似于足球比赛的表演。足球比赛的规则事先已经明确，然而具体的比赛过程可以自由发挥，但正因为有了这些规则，“演出”本身就变成了一门可教、可学、可重复的“科学”。

在特定的沟通场景中，所有的沟通者都在扮演适合自己的角色。而在混乱的沟通场景中，每个人都在寻找适合自己的角色。

“服务是演出来的！”西奥多·莱维特在其堪称传奇般的巨著《营销想象力》中提出这个说法，然而这一理念在医疗服务领域鲜为人知，或者无法接受，但是在餐饮行业或者酒店行业（比如在床单上放着一张手写的小卡片或者叠成小动物形状的厕纸），都无不默默地实践着这一理念。单纯地评价“服务是演出来的”这一理念显得过于空洞而毫无意义，但是在本指引后续临床实务所推荐的沟通结构和技巧中，我们都始终强调这样一种理念——在医患交流的“真情时刻”（服务营销上称为“真实的瞬间”），需要我们的医护人员能够“深情扮演”社会期许我们这个职业该有的角色（“社会角色”），并需要用“特写镜头”有力地表现出来。

医学是一种回应他人痛苦的学问和实践。

叙事医学的创始人丽塔·卡伦（Rita Charon）认为，现代医学缺少了一种“独特性、谦卑性、责任心和同理心”，需要借助于锻炼医护人员的“叙事能力”来补足。她提倡在临床工作中，医护人员要能够倾听患方“讲故事”，通过故事进入患方生活的世界，要具备能够了解、吸收、解释并感动于患者患病的故事而采取行动的能力。“叙事”是具有讲者、听众、时间过程、情节和观点的过程，要与患者用共同的语言和同样的心境去理解故事的意义并能够向其他人复述现有的故事。“有时，医生和患者像是生活在彼此陌生的星球，只能通过偶尔的光和奇特物质的痕迹才能感知对方的轨迹”，这一描述反映了医患沟通中的障碍及衍生出的所谓“医源性痛苦”。而事实上，医患之间既是陌生人，又需要相互熟悉，在诊疗过程中双方应该围绕着疾病的故事促膝而坐、敞开心扉，围绕着故事的脉络“入戏”并演好各自的角色。

所谓艺术，是指能够在遵循科学规律的基础上随心所欲、主观能动地展示色彩斑斓、千变万化的真实世界。“科学是我们的，而艺术是我的”（维克多·雨果语），科学在先，艺术在后。医患沟通是一门科学，需要深刻理解不同诊疗场景下医患交流的结构和技巧；在熟知并熟练应用这些结构和技巧的过程中，再结合不同患者的个性和场景的变化，进行灵活的优化调整和合理的技巧组合，渐渐地医患沟通就成了一门艺术。

洛克菲勒曾说：“假如人际沟通能力是同糖或者咖啡一样的商品的话，我愿意付出比太阳底下任何东西都昂贵的价格购买这种能力。”

重要的不是我们说什么，而是我们怎么说出来。从某种意义上而言，我们的做法诠释出我们所支持的理念。至高的理想，需要在实践中以特定的规则和手段来实现。

沟通，可以打开一扇窗户；否则，它就会围起一堵墙！

所有的医疗行为都是伦理行为

医学的本质具有二重性，它既是一门科学，又是一门人学。

由此，所有的医疗行为都是伦理行为。所有的临床决策都涉及伦理抉择，而不仅仅是技术决策。

道德之“道”，在汉语中原指“路”的意思，后引申为规律和真理之意，所谓“道可道，非常道”，万事万物的真理都是可以探索并可言说的，但这些真理并非是永恒的，它包含了关乎人与人、人与社会和人与自然之间的规律。道德之“德”，“德者得也”，“达到、实现”之意。所以对“道德”的简单理解就是一个人的言行举止实现了、达到了做人和做事应该符合的规律和真理。

伦理之“伦”，本义为“辈分”之意，《说文》有谓“伦，辈也”，人与人之间区分辈分，强调的是人与人之间的关系和规矩。伦理之“理”，《说文》有谓“理，治玉也”，引申为事物的纹理、规范。所以，“伦理”说到底就是强调做人做事要知道规矩，按照规矩行事。

今天我们常常将“道德伦理”或者“伦理道德”连用，其实是把两者都作为做人办事的原则和规矩之意来用。严格意义上，“道德”和“伦理”仍存在一定的差异。前者更强调思想意识层面的含义，强调内心之中的信念和理想；而后者更强调行为规范，强调与人交往的具体规则。显然，伦理道德属于思想观念和意识形态范畴，受到社会经济发展所处阶段的影响，具有显著的时代性和阶级性。然而“人类”作为宇宙万物之精灵，在不同的历史文化和阶级时代所孕育的具有普世价值的“伦理道德”超越了地域时空、种族文化的差异，凝聚并闪耀着“人性”的光辉和美好的愿望，比如“己所不欲，勿施于人”“博爱”“慈悲”“人命至贵”等。

同样，一个人的伦理道德观念既具有先天性，也是不断发展变化的。作为社会性的动物，人类很多关于群居的秩序观念在经过千百万年的进化选择后已经融入我们的基因里，比如孩子对父母天生的依恋和亲近，“孺子将入于井”之时我们对同类伸出的援助之手，都是人性本善的真实写照。与此同时，随着各种知识和个人生活阅历的不断积累，我们对人对事的很多看法也会改变。成熟就是一个人在生活中经历风风雨雨后所积累起来的沉稳和理性。我们的“伦理道德”会自然伴随着我们对生活“真知”的感悟和人生“真谛”的思考而不断变化，所谓不断提高自己的道德情操和思想认识即是此意。

医学是伴随着伦理而生的

医学与“病痛”和“死亡”相伴而生。没有身体和灵魂之痛，没有对生命的渴望和对死亡的抗拒，就没有医学发端的缘由和存在的价值。无论何时，“病痛”都是人类所憎恨的，是我们一直希望敬而远之的。到了今天，即使没有“痛”，我们还期待能够“健康”并且“有品质”地生活，医学除了“救赎”之外，还有了“保健”的功能；而对于“死亡”呢，“永生”好像不符合“天道循环”的“宇宙至理”，但是渴望永生始终是人类梦寐以求、浮想联翩的终极梦想。“向天再借500年”是帝王之梦，“平平安安、长命百岁”是普通人之梦……无论是“健康”还是“长寿”，无不融入我们每个人对“病痛”或“死亡”的观念。当我们把这种观念推己及人之时，就形成了待人接物的“伦理规范”，所谓“天覆地载，万物悉备，莫贵于人”，既是对己也是对人。“老吾老以及人之老，幼吾幼以及人之幼”更是我们把对父母的“感恩之心”以及对子女的“舐犊之情”不断放大，并不断影响着我们在生活中的各种判断和行为。威廉·奥斯勒曾说，“在这个世界上，唯一具有普世性的行业就是医疗，无论走到哪里，医疗所遵循的规矩相同，所怀抱的志向相同，所追求的目标也相同”。

正基于此，在医患关系的特定场景中，当面对一位特定的患者并在特定的疾病面前，医护人员需要时刻谨记：患者此刻所面临的，绝对不是一个单纯的技术问题，绝不仅仅是“治”和“不治”这么简单。患者在脑海中一直体验并思考的，除了疾病所带来的痛苦，还有对过去生活经历的反思与悔恨以及对未来生活的态度和希冀。“疾病的真相是痛苦、孤独和绝望”。“每一位患者都是哲学家”，在经历了触及心灵的病痛之后，突然之间我们发现，患者谈论最多的可能不仅甚至不再是病痛，而是对生活和人生的态度，对家人和亲情的遗憾。他们慢慢学会了与工作和生活中的矛盾冲突和解，与过去的自我和解，甚至重新定义了人生存在和拼搏的价值。“医院是反思人生哲学的殿堂”，多少次当我们去医院看望生病住院的亲人朋友时，或者当我们无意中听到阔别已久的儿时伙伴和同学突然罹患重病时，无不听到和想到这样的话题，无不唏嘘不已、默然良久。

所有的医疗行为都是伦理行为，每一个临床决策都是伦理决策。这其中不是不包含技术的成分，而是要强调作为医护人员，不能简单地把它们理解为技术，而要对健康和生命充满敬畏。正如张孝骞老先生所说：“我做医生的时间越长，就越有一种感觉——如履薄冰、如临深渊。”现代医学中包含了物理学、化学和生物学等知识，但在将这些知识剥离之后，还剩下很多无法用科学进行度量的东西，有关人的医学不能等同于“动物科学”。事实上，在患者对疾病的解释体系和对治疗决策的评价体系中，技术是一个很重要的因素，但绝不是全部，剩下的还有他们一贯的生活体验、健康观念和价值偏好。

应把医学看作是“人”学，一撇是科学，一捺是人文。因此，要把科学的真理和患者的苦难融入到临床工作的实践中。今天的医患关系警示我们，在很多时候，医护人员做得还不够好，现代医学表面上愈加精致完善，就更加呼唤来自灵魂深处的深刻挑战。当科学奔跑太快时，需要我们偶尔冷静下来，仔细思考为什么奔跑，什么才是最重要的。最难理解的并不是科学，而是人心。

现代生命伦理学四大原则

生命伦理学兴起于20世纪60年代，是缘于医生和科学家的不道德行为以及潜在的不道德行为而发展的——“医生和科学家的私利把患者和医学置于危险的边缘，这种危险就需要生命伦理学进行干预，以保护患者的利益和医学的美德”。1979年，美国著名生命伦理学家汤姆·比彻姆和詹姆斯·邱卓斯在其合著的《生命医学伦理原则》中提出了“无伤、有利、尊重、公平”的现代生命伦理学四大原则，确定了现代医学临床实践的基本伦理要求，这也是临床决策的伦理基础。

无伤原则

亦称为不伤害原则，指在医疗服务中不使患者受到不应有的伤害。很多诊疗措施都是双刃剑，既可以治病又可以致病，甚至很多治疗就是一种“两害相权取其轻”式的无奈选择。在此情况下，如何让两面性的医疗行为不给患者带来新的伤害，是临床决策必须要面临和抉择的重大问题。

有学者（陆于宏等，2011）认为，医学中的伤害现象包括：

- 有意伤害：医护人员由于极其不负责任，拒绝给患者以必要的临床诊治或急症救治，或者出于增加收入等狭隘目的，为患者滥施不必要的诊治手段等所直接造成的故意伤害。
- 无意伤害：不是医务人员故意而为，而是其实施正常诊治所带来的间接伤害。

- 可知伤害：医务人员应该知晓的对患者的伤害。
- 意外伤害：医务人员无法预先知晓的对患者的伤害。
- 可控伤害：医务人员经过努力可以也应该降低其损伤程度，甚至可以杜绝的伤害。
- 责任伤害：有意伤害，以及虽然无意但属可知、可控而未加认真预测与控制、任其出现的伤害。
- 非责任伤害：意外伤害，以及虽可知但不可控的伤害。

对于现代生命伦理学中的“无伤”原则，我们更强调给患者带来的“责任伤害”，即不能因为医护人员的不负责任而给患者施加额外伤害。不管是技术上导致的身体伤害，还是沟通上导致的心理伤害，抑或是过于随意或自私而给患方造成的经济上的损害等，都违背了职业伦理并应受到道德上的谴责。

有利原则

这一原则要求医生实施的只能是对患者有益的诊疗行为。同时，患者作为社会人，有利原则还体现在患者家属的利益和社会利益方面。在古今中外医学发展的历史和行医的传统上，医学都是利他的，“行医即是行善”。中国古代文人的理想“不为良相便为良医”，这是一种“仁心仁术”的至高追求。“为病家谋利益”“以患者为中心”，千古一理、一脉相承。

有利原则包含了不伤害原则的要求。不伤害原则是有利原则最起码的要求和底线，也是有利原则的起点。根据“美国现代医疗质量管理之父”艾尔维斯·多那比第安的观点：结合健康职业的价值、道德和传统，其最低要求是不给患方造成任何伤害，多数情况下患方可取得一些有益的结果，理想的情况是在任何情况下患方可实现可能的最大收益。

尊重原则

这一原则要求医生要尊重患者的自主决定权和知情同意权，尊重患者的人格和尊严，尊重患者的隐私等。这是医患交往的首要原则，是建立平等伙伴关系的基础。

尊重原则最基本的要求就是“把患者当人看”，当作平等的主体对待。从法律的角度而言，“患者是权利的集合体”，拥有一系列的人格权利和人格利益，医护人员需要履行法定的各项义务；从伦理道德的角度而言，医护人员要承认患者拥有自己的疾病观、道德观和价值观，不论对错，都值得我们认真倾听并给予尊重。

尊重原则强调的是要尊重患方的自主权利，保障患方在临床决策中能够实现自己的自由选择。而实现患方自主选择的具体形式就是“知情同意”。

知情同意中只有“告知”“理解”和“同意”三个要素完整融合，才能实现尊重原则。今天，部分医护人员过于从法律义务的角度来强调“知情同意”，将其过于形式化和简单化，把“告知”作为最重要的形式和最终的目的，甚至作为规避法律责任的终极手段，这显然不是从伦理学意义上实现“尊重”的有效做法。没有患者对告知内容的充分理解，就不可能实现患者在自由意志下的选择同意；不在患者理解的基础上进行告知和选择，何来尊重患者的人格尊严和健康利益。

公平原则

这一原则是指患者获得基本医疗卫生保健服务的权利完全平等以及非基本医疗卫生权利的合理差等。前者是指病有所医，后者是指在医疗资源相对短缺的情况下，医护人员进行医疗资源分配时要采取比例平等的原则（合理差等），尽可能实现机会公平。

中国古代关于行医公平原则最为熟知的就是孙思邈在《大医精诚》中所提出的：“若有疾厄来求救者，不得问其贵贱贫富，长幼妍媸，怨亲善友，华夷愚智，普同一等，皆如至亲之想。”

在当今时代，尽管医疗资源已经得到了极大的丰富，但是“挂号难、看病难”的问题依然存在。或许优质医疗资源的短缺永远都会存在，特别是当出现重大疫情或者突发公共卫生事件的时候，如何在众多的需求中合理有效地分配紧缺的资源，不仅仅是技术和效率的问题，更是一个伦理问题，时刻考验着分配者的道德和良知。

医学伦理自身供给不足，需要后天不断学习

亚里士多德曾说，从本质上讲，人是一种社会性的动物。人生来就生活在群体之中，就需要秩序并懂得其重要性。因此，伦理道德的观念会成为每个人生活中信仰的一部分并遵照执行。然而，是不是一个正常人，只要带着生活中的伦理道德，就可以成为一名合格的医护人员了呢？具备了生活中的伦理道德规范，就可以满足医学从业者的全部职业伦理道德要求吗？

医学是一门高度职业化的行业，这种职业化不仅体现在其拥有的特殊知识体系和要解决的特定病痛问题上，更体现在其特有的职业精神上。如前所述，“医学是伴随着伦理而生的”，并且这种职业伦理道德所包含的精神内核比正常生活中所需要的伦理道德更多、要求更高，普通的生活伦理道德不足以满足医学职业伦理道德的需求，具有明显的“不足性”。普通人在被教育培养成为职业化的医护人员的过程中，要学习的不仅仅是医学知识，更需要具备和遵循医学本身所具有的道德情怀和伦理规范，要知道并始终能够在职业生涯中践行诸如“行医即是行善”“人命至贵”“敬畏生命”“悲天悯人”“为病家谋利益”等一系列的道德伦理要求。王一方教授曾说，医学的生命感是由一组范畴构成的精神张力，它包括：生命神秘感的揭示与敬畏感的维护；技术的丰满与人性的饥渴；医学的发达与伦理的错位，学术的攀升与道德的堕落；资财的巨大消耗与

生命图景的肢解；生命优先权的滥用与情感的匮乏、陌生感的突显；捉襟见肘的干预与对生命自怜、自律的尊重；躯体的修复与社会、心理完整性的破坏；研究和教学的精细与文化的贫血。凡此种种，构成当代医学的精神困惑与焦虑，其本质上是人文理念与科学构建之间的永恒冲突。对科学技艺的盲目崇拜和对生活苦难的麻木淡漠，生生地把临床医学变成了“动物科学”。

随着时代的快速发展，尤其是市场经济的理念和消费主义观念对医疗行业的冲击，今天，很多医学伦理问题已经成为“行风问题”甚至法律问题，受到社会公众的持续关注和相关部门的不断规制。《医疗机构工作人员廉洁从业九项准则》反映的就是这样一种变化和趋势。要形成刚性的约束考核机制，坚决查处违规违法行为，不能把医患双方置于利益的两端，把知识和收益留给一方，而把风险和成本留给另一方。由此，“要由监管者介入到医疗实践当中来纠正可能的道德丧失”……我们不赞成通过制造医患之间的冲突来激化矛盾、形成对抗，但是，加强医护人员自身队伍的素质并不断提升职业化的道德伦理素养却一直是需要反思并不断强化的。

一言以蔽之，伦理规范和职业道德应当是根植于内心中的一种信念和执业过程中的一种习惯，而当这种信念和习惯需要通过外在的强制措施或者法律责任来强化时，说明我们的职业化教育还存在很多课要补，也提示今天的职业化准入评价还存在短板，在实际的执业管理过程中还需要倡导并唤醒我们曾经接受过的不太足够的价值熏陶。“行医是最不容易获得正果的修炼”，用心胜于用智。学习和教化可以让从业者避免很多弯路，但是要成为一个好医生，很大程度上要靠自己，知识有其限度，而修行则永远在路上。在此，让我们重温当年的誓言：

健康所系、性命相托。

当我步入神圣医学学府的时刻，谨庄严宣誓：

我志愿献身医学，热爱祖国，忠于人民，恪守医德，尊师守纪，刻苦钻研，孜孜不倦，精益求精，全面发展。

我决心竭尽全力除人类之病痛，助健康之完美，维护医术的圣洁和荣誉。救死扶伤，不辞艰辛，执着追求，为祖国医药卫生事业的发展和人类身心健康奋斗终生！

"医术是一切技术中最美好和最高尚的。"约2500年前，希波克拉底如是说。一个好医生是治疗疾病，一个伟大的医生是治疗疾病和病人。

医患之间——“两种知识”和“两个世界”

“医学是科学吗？”

这个问题或许让人感到莫名其妙。医学是一个简单的研究真伪的科学分类，还是一个需要兼顾善恶的道德思考？这一话题曾引起世界范围内很多知名学者的广泛讨论。讨论后大家得出一个相对达成共识的观点：医学既不是科学，也不是技术，医学就是医学。

“医学是人学吗？”

这个问题似乎有点奇怪。医学肯定是由人来学的，医学的目的也是治愈人类自身的病痛。但是提出这个问题的人，通常都带着对现代临床医学的反思和对医学人文关怀的不满，且大多认为今天的临床医学缺少了该有的“温度”和“温情”，过于重视技术而忽略了对人性的关照和怜悯。

埃德蒙·佩莱格里诺（Edmund Pellegrino）是美国著名的医学人文先驱学者，他的那句广为流传的格言就是：“医学是最人文的科学，最经验的艺术，最科学的人文。”

但是，不管专家们怎么争论，首先，医学科学是一门“知识”，这是毫无疑问的。

千百年来，通过不断认识自然、对抗病痛，人类积累了很多与疾病相关的知识，而且这份知识越来越厚重和丰富。从学医的时间就可以看出来，本科至少需要读五年，而且学得那么辛苦和疲惫。这份知识早已超出了简单的物理学和化学的范畴，深深地进入到生物学、细胞学、分子生物学甚至研究更小粒子的学科水平。

按照还原论的思维范式，对于如何解释和诊疗疾病，人类已经取得了巨大的成就。“还原论”是一种经典的思维模式。有人说（德内拉·梅多斯，2020）中国人擅长总体论，所以我们的传统中医学才会更加强调整体观、强调辨证施治，这也导致华夏文明在领先世界几千年的历史长河中却没能分化出现代科学的很多门类。而西方人擅长还原论，更强调事物之间因果关系的重要性，尤其是自伽利略（Galileo）和笛卡尔（Descartes）之后，通过观察和实验，对引起结果的原因穷追不舍，以期找到引起事物发生的最本质原因。在此还原论思维的推动下，才有了西方科学技术的细致分工和迅猛发展。

正是这种按照还原论思维模式建立起来的现代医学，从一个个患病的个体中抽取出有关疾病的一般性知识，再通过不断地总结归纳，已经使其自身成为一套学科齐全、理论精深的“知识体系”。

然而，在医学逐步成为一门不断加深认知和不断试错的研究和学问之后，作为医学科学工作者眼中的“疾病”渐渐失去了痛楚、失去了患者的个体化特征。“一个发现、理论或方法要在临床上有用，就必须能够普遍适用”。因此，所谓的“病”已经超越了原本依附的一个个躯体，好像已经不再真实，变得与人无关了。同时，疾病的诊断主要来自于各种检查设备的读数和阳性结果，而治疗风险和结果预后也已经成为各类评价指标和统计学上的概率——成为纯粹科学的医学已经走上了非人化的道路，失去了人性。“病人”只剩下了“病”，作为主体的人已经不存在或者不重要了。

同样，作为医学科学工作者的医生，在经历过持续多年的职业化教育和临床培训后，已经能够有效地使用这套科学的体系和思维模式。

越是大医院的医生，越是分科细致的医生，越是运用得熟练。很多医护人员已经能够“百毒不侵”，在任何的病痛抑或生死面前，都能够始终“保持冷静”。“疼痛”只是一个症状，还有很多其他的症状值得关注呢！甚至，长期以来的医学模式和医学教育还产生了一个误区，认为对患者产生精神上的同情是一种“非职业化的表现”，“只需要学会如何认知和处理疾病即可”——同情可能会干扰理性思考。因此，当患者在饱受身体和精神之痛时，我们无法理解、无需感知，甚至觉得理所当然。

很多时候，我们已经不能与患者同在，共同直面痛苦了！

美国现代医学之父，也是现代住院医师培养制度的倡导者威廉·奥斯勒曾在100年前告诫年轻的美国医生：“在我们所要对抗的天敌中，最最危险的就属冷漠——不需要什么原因，也无关缺乏知识，就只是单纯的漠不关心，只顾着追求别的利益，或因为自负而产生的一种轻慢！在整个社会中，有25%的死亡正是肇因于这种不可饶恕的冷漠。”在100年后的今天，这样的告诫依然显得那么重要和必要。

然而，当病痛脱离了患者个体的感受，变得不再“痛”，当医学成为科学、医学工作者成为科学家之后，患者随之改变了吗？患者跟上了医学快速奔跑的脚步了吗？

生病中的患者不是医学专业人士，他们没有经过专业的培训，不知道如何“科学地生病”；他们依然与希波克拉底时代的患者一样，对疾病的解读完全凭借个人的体验，往往还混杂着各种神经过敏或者异想天开——“大夫，拔牙能减肥吗？”患病不仅仅导致疼痛，还带来正常生活的紊乱、对前途事业的担忧和对未来美好人生的无限期盼——“大夫，救救我，我还有好多心愿没有完成呢！”

正如俄国大文豪列夫·托尔斯泰说的那样：“幸福的人生都是相似的，不幸的人各有各的不幸。”患病中的个体更是如此。对患者而言，每个人的生活都是不同的，患病的过程就是生活本身，都会给正常生活带来不便，给未来的生活带来无尽的影响，甚至剥夺了他们对美好生活的无限期望。所有的疾病都因人而异，都是个性化的、独特的，治疗方式也理应如此。对他们而言，“人类生命中的意义不是来自既定的规则，而是来自鲜活和厚重的个人经历、情景、视角、文化、时间，这些都可以决定什么是好的、对的”（丽塔·卡伦，2015）。

所以，患者完全是在生活的过程中体验疾病，疾病是生活中的一种伴随状态，他们用生活的“知识”来认知疾病、感受病痛。此时的临床医学和临床实践，就是要把一般化的医学知识应用于患者个体化的场景之中，要结合患者个体的体质、感受、认知和期待的差异性进行诊疗。医护人员的眼中要重新浮现出患病的人，要记住临床治疗的焦点是患者，人是主体，不是疾病的载体，更不是“研究对象”。正如康德所说：“你需要这样的行为，做到无论是你自己或别的什么人，你始终把人当作焦点，总不把他只当作工具。”

医学科学的不断完善和临床医学实践是相反的过程。前者是从个体化走向一般化，后者再从一般化走向个体化。因而，在临床医患沟通互动过程中，两个不同的主体——医生和患者，他们原本是战友，面对共同的敌人，却存在两种不同的“知识”。一种是科学的“知识”，关注疾病发生的原因、疾病发展的过程，强调疾病治疗技术上的最佳方案；另一种是生活的“知识”，根据生活中对疾病的体验，感受到生活中遭受的不幸事件、给正常生活带来的影响、对未来生活的担忧和焦虑，并且对治疗过程中的风险、费用以及计划安排等特别关注，以期获得最大的收益。

所以，医患沟通的过程其实就是这两种“知识”进行交流和碰撞的过程——科学的“真理”遇上生活的“苦难”，真理是医学的，而苦难却是患者的。为了更加直观地解说这种碰撞和冲突，下面以一个真实的纠纷案例向大家展示。

医生眼中的“急性牙髓炎”：以发病急、有明显或强烈的疼痛为主要特征，常言所说的“牙痛不是病，疼起来真要命”就是指这种情况。牙齿隐裂可以引发急性牙髓炎。急性牙髓炎的疼痛以自发痛、放射性痛为典型特征，有些患者的疼痛可以向同侧颞部、头部发散，但具体牙位可能不明确。由牙齿隐裂导致的急性牙髓炎要根据隐裂的程度，选择试保留或者拔除后修复。如果可以保留，则需要进行完善的根管治疗，之后再行冠修复。

在患者眼中，“疾病故事”是这样的：他是一家房屋中介门店的业务员，接近年终，个人业绩受疫情影响很大，不尽如人意。目前（2022年12月）随着北京的疫情防控政策放开，也接近元旦，看房的人多了，正是他冲刺业绩的最后机会。另外，在纠纷接待中，这位四川的小伙子特别说到，疫情三年他一直没能回家，留在老家的孩子个子都长高了不少——“该给孩子买礼物了！”。大概7天前，这位患者一边接客户电话、一边吃盒饭时，左侧大牙不知被什么东西硌着了，当时疼得简直要命，“像拿针扎一样”。正好那几天有个客户要看房，实在没时间去医院。有人跟他说可以通过含醋、嚼茶叶、吃大蒜等“偏方”缓解疼痛，他都试了，但效果不明显。好不容易坚持了几天，后来客户走了、业务没谈成，而他的半边脸却肿了。最近2天疼痛稍微有所减轻，他觉得还是要看一下。来医院之前，他有个同事来看过一颗类似的牙。他的同事不是因为痛，而是因为牙上有一个很大的洞，前前后后差不多花了1个月时间，来了6次医院，“费用竟然花了小1万”！所以他本来不想来的，但是眼看着就要过年了，“在北京又有这个条件”，才决定还是先看一下。其实，他一直在想，这两天疼痛好多了，要是再扛几天，是不是后续就没啥问题了，也就不用看了，或者说就可以把钱省下来了。

从与患者的交流中，我们看得出来，他说的不全是病，而是生活中的无奈和艰辛——“北漂一族”的各种奋斗与拼搏。他的病完全与他的工作和生活交织在一起。而当年轻的接诊医生采集病史和告知治疗计划时，这个“业务员”也一直迫不及待地想把他的“故事”和需求讲给接诊的大夫听。“也许是职业病吧。”他还尴尬地笑了笑。

结果，在诊疗过程中，接诊医生与患者发生了纠纷。在处理纠纷的过程中，我们了解到接诊医生的体验是：

这个患者的病生得“不够科学”、不典型。急性牙髓炎持续这么长时间还不来治，可真行！即使他白天没时间，晚上看急诊也行啊。而且他的治疗需求不明确、一些想法不合理，各种犹犹豫豫，总是在治与不治之间徘徊。他都疼成那样了，脸都肿了，还犹豫啥？很难理解！

而患者对诊疗沟通过程的体验是：

接诊的医生照本宣科。我左下边的牙痛，她却把右边和上边的牙一通敲，还拍了一堆的片子，根本不知道我的病情。关键是她还不让我说话，上来就问我想不想拔。我当然不想拔，然后她就告诉我治了半截可能还要拔，问我能不能接受。我怎么接受，这叫什么水平！医生根本不考虑和尊重我的想法！

可以看出，在医患沟通过程中，医生的这种基于一般性的、规范的、指南化的或者路径表单式的“科学知识和观念”，与患者的基于个性化的、独特体验的、不断变化的、带有情绪性的“生活知识和观念”一直在碰撞。这两种知识有时候是在“对话”，但其实从双方体验的角度来看，其实他们一直是在各自“独白”。

从沟通信息学的角度，沟通涉及双方对信息的编码、传递和解码的过程，只有沟通双方用共同的编码规则进行解码，才能让信息准确、有效地传递。如同很多谍战片中演绎的那样，要破译密码，“密码本”至关重要。但是显然，在上述医患沟通的过程中，医患双方用各自不同的“密码本”解码信息，这样的沟通过程能“通”才怪呢！

这种医患之间有“沟”无“通”的独白式演绎导致医生和患者产生了“两个世界”。

医生的世界：

- 患者过于“啰唆”，直接回答问题就行了，为啥绕这么多圈子呢，抓不住重点。我管你是含醋还是嚼蒜呢，没有任何意义，跟我没有关系，我也不关心。我检查的时候哪颗牙痛举手就行了，连话都不用说，老问我敲哪颗牙干吗。
- 这么明白的道理，怎么就是听不懂呢？都说了好几遍了，为啥就是不明白？目前看这个牙肯定是有隐裂，但还不至于要拔，可以尝试保留治疗。但我哪知道能不能保得住，不行就直接拔了。让我做主是拔还是补，我可不敢做主。知情同意嘛，我还不得听你的。
- 哪有既便宜、效果又好、见效又快的治疗方式，把医生都当成神啦。问我能不能找个胶水把牙“粘住”，以为这是补轮胎呢！还有这样的事，太好笑了。

患者的世界：

- 大夫听明白了没有，我的病跟她问的不太一样。我之前含醋确实能缓解，而且疼痛确实在减轻，难道过一段时间就不能自己恢复？中间还有很多变化的过程呢，不一定就非得到拔的程度吧。

- 什么？风险不确定！先打开看看，治到哪算哪，钱可能要白花，还不敢保证能不能保留。那为啥还要治呢？边治边看……是这个意思吗？让我做主，这跟抓阄有啥区别？这太不合理了！
- 难道就没有更好的治疗方法啦？大夫，能不能把我当作您的家里人、亲人啊，给我想一个更好的方案吧！疼一点没关系，我能忍。用胶水把那个什么"裂纹"粘上吧！

看得出来，正如威廉·奥斯勒医生所说的："医学是不确定的科学和可能性的艺术。"对医生来说，这些"不确定性"和"可能性"都是"可以解释的"、合理的、科学的。但对患者而言，很明显，医生的这些解释和做法看起来既不科学也不合理，他们是感性的、情绪化的。

因此，医患两个群体之间关于疾病的"两种知识"形成了两种不同的"解释模型"，并导致了两种不同的观念，即医生关于"疾病"的知识并由此形成的医生的疾病观——理性的观点，以及患者关于"患病"的知识并由此形成的患者的患病观——感性的观点。

这两种不同的"解释模型"在疾病诊疗的医患沟通过程中，不断地进行交锋和冲撞，形成两个不同的"世界"，即：医护人员的理性世界，强调证据、强调手段、强调技术合理性；以及患方的感性世界，强调体验、强调目的、强调个人的最佳收益。

在理性的世界里，强调情感中立——同情会影响思考和判断，"情绪冲动是魔鬼"；而相反，在感性的世界里，强调理解和关爱——"我跟别人不一样，需要区别对待，我更脆弱"。

在医患沟通过程中，当医患之间的"两个世界"不能交融的时候，医生可能无法理解患者表现出来的感受、担心和对未来生活"不切实际"的期望，而患者也不能容忍医生冷漠、程序化、就事论事似的告知过程，没有同情、没有怜悯。尤其在当医患双方不认同对方的知识，沟通的过程也不能够进入对方世界的时候，双方各自在自己的世界中摸索，"两个平行的世界共存”，就会产生一种医患沟通可能导致的所谓“医源性痛苦”。

医源性痛苦的“典型临床表现”包括医护方面和患者方面。

医护方面：

- 为什么不好好配合诊疗？想不想看了？
- 不知道我承担了多大的治疗风险吗？一般人我早就不给看了，你为啥还不理解！
- 说我态度不好，态度好能治病救命吗？
- 把患者当作亲人，当成什么人都没有用！治疗就是有风险，我跟风险又不是亲戚，说不上话。

患者方面：

- 大夫为啥不让我说话呢？不让我说话，你怎么知道我的病有什么特点？
- 这个大夫怎么这样“冷血”！这么大的事，我多问一句都不行啊，难道我没挂号吗？
- 大夫应该还有更好的办法。大夫，我心有不甘啊！

两种不同的理解导致医患双方在沟通的过程中躲躲闪闪、相互揣测，甚至在相互猜忌中踽踽独行——“在黑暗中摸索”。正如丽塔·卡伦所描述的那样：他们使用不同的语言，对物质世界的看法不同，以不同的行为准则行事，一旦出现了任何偏差便相互指责。

可见，医患之间的“两种知识”和“两个世界”，在某种程度上解释了为什么今天的某些医患沟通会如此不顺畅，产生这么多的误会和矛盾。是因为医护人员没有医德吗？是医生都冷血吗？或者说是因为患者矫情吗？是患者都过于权力膨胀吗？都不是！临床工作中，医护人员需要认知到“两种知识”和“两个世界”的存在，而正是让医护人员成为专业人士的职业化教育促使医患成为两个不同的群体，有着完全不同的观念。

没有职业化，就不会有临床医学的不断发展，就不会创造一个个战胜病魔的奇迹，这是让医护人员骄傲并不断追求的；但是，如果只有职业化，医护人员就不能“与患者的痛苦同在”，医学也就失去了其存在的终极目标。显然，在强调职业化、技术化的医学教育中，培养关于“人”的知识势在必行。医护人员不仅仅是一个拥有技能的人，还是一个有文化、懂得生活和病痛的人；既要有很多专业知识，也要有很多生活见识。从医学哲学的角度，现代医学科学面临着“异化”：技术至上主义、工具理性张扬、新技术越来越贵、伦理问题越来越泛滥等。恰如一百多年前乔治·萨顿（George Sarton）所警告的：医学对科学的追求成为其不断发展的动力，但是我们的强项却变成了重大的弱项。毫无节制地强调科学，很容易使人忽略医学的人文关怀和怜悯！科学发展可能带来冷漠，人情味可能会因此而面临枯萎和消亡。美国人类学家、流行病学家罗伯特·汉（Robert Hahn）曾问道：“今天，我们到底在治疗这些数据还是病人？”

在医学科学极不发达的时代，人类的眼中只有神灵；技术的发展使人眼中的神灵逐步消失，尤其是随着现代科学技术的快速发展，“上帝已死”（弗里德里希·威廉·尼采，1882），但我们不能忘乎所以，梦想着无所不能。当我们醉心于“科学”成就的时候，不能忘却了患者精神的力量和意志的神奇，对技术的无限崇拜岂能完全埋没精神上信仰的力量。正如王一方教授说的那样：医学研究生命，但其自身的生命感正在消失。尽管它在技术上霞光满天，其内在的精神困惑却愈加深重。传统人文的失落，现代人文滋润的缺如，打破了医学作为一门人学的精神张力。科学主义与技术崇拜的迷失正像沙尘暴一样风干医学科学的肌体，使它失去丰腴和弹性。

今天，临床医学呼唤人文回归。

柏拉图曾说：不顾及灵魂，肉体是无法单独治愈的。

如果你不会沟通，你所知道的一切都无关紧要，尤其是在今天这个特别强调患者服务体验、彰显患者权利和以患者为中心的服务竞争时代。

医患关系模式和医患沟通模式

在现有的很多研究和讨论中，不少研究者通常把医患关系模式和医患沟通模式混用，或者至少缺乏细致的区分。

医患关系模式是对医患之间人际关系的一个基本假设，也就是医患之间的关系是否是平等的，谁应该占据优势或者主导的地位，沟通的过程只是一种体现形式。目前，在医患关系模式中，被广泛接受的模式是由 20 世纪 50 年代美国学者萨斯和荷兰德提出来的“萨斯–荷兰德模式”，即所谓的“主动–被动式”“指导–合作式”和“共同参与式”。在本书中，作者更倾向于用“家长式医患关系模式”“消费式医患关系模式”和“共同参与式医患关系模式”来进行更为直观的描述。这三种模式在不同的文献中说法可能存在些许的差异，但是内涵和外延基本相似。

医患沟通模式在现有的研究中更多指的是医患之间沟通过程中采用的理念、结构和技巧。显然，不同的医患沟通模式源自于不同的医患关系假设，但医患关系模式和医患沟通模式显然是两个概念，前者决定了后者。现有的医患沟通模式在国内外林林总总不下十几种，但是基本上都采纳了医患共同参与式的医患关系模式。

家长式医患关系及沟通模式

家长式医患关系模式的特点是医护人员的专业性权威得到了极大的尊重和彰显，并在此基础上导致了患方对医护人员无条件的信任和依赖，医患之间的地位显然是不平等的，行为和决策模式表现为“命令–服从”

式。在一些特定的场合，比如患者的病情急迫，需要迅速做出医疗决策时，专业权威占据主导地位。另有研究显示，在一些患者的文化程度较低、认知程度较差，或者特定的性格（依恋模式）和情绪状态（焦虑状态）下，也即患方倾向于依赖“权威”的时候，这种医患关系模式具有一定的优势。

家长式医患沟通模式最大的前提是假设医护人员**知道患者最需要什么，知道对患者来说什么是最好的选择**——“医生们知道一切”！隐含其中的就是作为专家的医护人员对患方能否理解疾病相关的专业知识以及能否由此做出合理选择的不信任，抑或是不屑一顾（“患者能力憎恶”）——“你们听不懂，也无法完全理解，而你们所想、所需要的，我全都懂！因此，不言而喻，相信我，既能帮你们摆脱肉体上痛苦，更能拯救你们脆弱的灵魂！”（e- 戴夫，2015）。

患者最需要什么

显然，单单知道医学知识是远远不够的。作为医护人员，最好能够深入患者的世界里，站在患者生活经历的角度去理解疾病、感受痛苦。“不幸的人各有各的不幸”，疾病中除了躯体痛苦，还有生活苦难。没有精准结合病痛者的“痛点”盲目施治，无异于“头痛医脚”或者“隔靴搔痒”。患者对病痛的感受、对治疗的担忧以及对未来健康生活的期望往往不同，需求各异，“一千个病人有一千种不同的阑尾炎”，那么，有意要与患者保持距离的医护人员能真正理解患者的需求吗?

什么是对患者最好的选择

符合患者预期的才是最好的选择，而决定患者预期的因素太多了。从社会学的角度而言，每一位病人患病的过程和对治疗的选择都是一种与其生活场景不断妥协和适应的过程。“没有时间看病”和“没有条件看病”是最常遇到的两种“无奈”。“大夫，您根据我的情况尽量选择最适合我的治疗方式吧”，这是一种没有“标准答案”的“就事论事”式的难题。借用诺贝尔经济学奖获得者赫伯特·西蒙的观点，这个世界上哪有什么“最好的决策”，所有的选择都是在信息不充分并且受人的感性所左右的“相对合理的”的现有条件下“尽量让人满意”的决策。而“一个外道人家”要做出这样的决策，如果没有充分考虑患方的需求、没有患方的深度参与，自信凭何而来？

由此可见，家长式医患沟通模式的最大问题是把所有决策的权力以及压力都交给了医护人员，他们除了要全面掌握医学知识和技能，还需要具备能够探知患方内心世界真实想法和迫切期望的“读心之术”。在此基础上，医护人员就像是最了解自己孩子的“父母”那样，综合权衡技术上的风险和“孩子”最期望达到的心理预期，来代替患方拿定主意、坚定决心并坦然面对“最佳选择”之后的各种不确定性和不可预知的医疗风险。这是一种多么深沉的完全信任、多么高尚的道德要求和多么沉重的法律责任，医护人员需要承受多大的心理压力啊！

显然，在整个医学模式转换的背景下，在患者权力意识不断膨胀的当下，在信息爆炸的移动互联网时代（调查显示，85% 以上的患者在就诊前或者就诊后会上网检索疾病相关知识），这种医患关系模式和医患沟通模式毫无疑问已经成了一种过去式，是不合时宜的。它们既不符合伦理规范，也隐含着巨大的法律风险。

如今，“e-患者”（指被授权的、积极参与的、用知识武装头脑的、有能力的患者）一族逐渐兴起并不断壮大。“有病先找度娘”和“谷歌狂人”型患者带着各种途径检索来的、被专业人员讥笑为“半瓶子醋的医学知识”，在沟通过程中“如数家珍”。这让很多医护人员哭笑不得、不胜其烦，却又不得不慎重对待。这些自称为“二手的医学专家”新型患者给医患关系和医患沟通带来了很多新的研究课题和全新的挑战。“没有信息”和被“过多富含噪声的信息”影响是医患沟通中患方面对“信息不对称”问题的两极，使医护人员面临着不同的解释、说明和达成共识的难题与挑战。

在移动互联网时代，医护人员必须知道“没有我的参与，任何有关我的东西都毫无意义”已经成为“e-患者”一族新的座右铭。正如迈克尔·斯派克在《纽约客》中写道的那样：家长式的医疗时代——医生懂得的最多，患者为拥有好医生而感到庆幸的时代——已经结束了！

消费式医患关系及沟通模式

消费式医患关系模式作为家长式医患关系模式的另一个极端，彰显了医患之间的不信任，把基于消费主义的自由意志和假定基于充分知情后的理性选择完全带入到极具特殊性的医患关系之中，给医患关系和医患沟通带来新的挑战和冲击。医患之间的信任合作和相互支持转变成为法律上的权利和义务，类似于特定类型的专业咨询和委托业务，原本基于亲情和信任的“家长式父权主义模式”变成了基于契约精神的“法律父权主义模式”。在这样的医患关系中，医患双方作为合同主体，其法律地位是平等的，但是在具体的医疗决策时，患方具有绝对的主导地位。“患者是权利的集合体”，俨然类似于合同的“甲方”；医护人员的功能在于为患方的医疗决策提供专业咨询意见，不具有参与决策的权利资格，只是基于法律和契约义务提供信息和专业意见。

在这种彰显患方决策权威的人际关系基础上，消费式医患沟通模式导致的结果是：

一方面医护人员因为医患互信的弱化，尤其是担心法律责任的风险，完全放弃了在技术上替患者提供合理建议的动力和想法，三缄其口、惜墨如金。此时，“医患沟通的精髓就是你问什么我答什么”。当患方面对痛苦的抉择甚至生死的考验时，医护人员“不能与患者同在”，完全任由患者“在风中凌乱”。

另一方面，患者为了实现自我决策，对医生提供信息的需求越来越多，一个病看了五个不同的大夫后，“完全不知所措”，甚至对相关疾病诊疗信息知道得越多，对医护人员的信任就变得越差。随着患方自我决策的倾向性和焦虑感越来越强烈，医患双方的防备心理也不断加剧。结果导致医护人员要么在沟通过程中更加封闭，更不愿意与患方分享任何自己“个人的”建议和想法；要么恨不得把教科书丢给患方，把所有的可能性都写在“知情同意书”里。而对患者来说，“要么病死、要么吓死”，越发“死得不明不白、吓得一塌糊涂”。

因此，当不具有专业知识的患方的权力过于膨胀，把医护人员当作决策辅助人员或者工具，而不是共同面对疾病的伙伴时，或者当掌握专业知识和技能的医护人员完全失去或者自愿放弃了自己的技术权威，任由饱受病痛折磨、缺乏专业知识和信息辨识能力的患者依靠自己搜索的信息和悟性，来决定可能影响自己生死的重大医疗决策时，还奢谈什么“健康所系、性命相托”的执业精神和相互信任？哪里还存在视患者如亲人、以患者为中心的服务理念？但是，这难道不是很多患者心心念念要争取的权利吗？

对于医疗实践，也有很多文献和研究认为，在类似生活美容或者医疗美容方面，当作为消费者的“患方”具备足够的能力和手段充分知晓医疗风险和诊疗预后时，消费式医患关系及沟通模式具有充分的合理性和必要性。

共同参与式医患关系及沟通模式

在共同参与式的医患关系模式中，医患之间的人际关系基本假定是完全平等的、相互信任的。在此基础上，医患之间的沟通是信息分享、共同理解和参与决策式的。在沟通的不同阶段，存在着沟通角色的主动或者被动的情形，但是双方的人际关系地位始终是平等的。依据沟通的情景动态调整沟通结构和技巧，其主要的目的是更好地构建互信关系，实现信息共享，促进情感交流，从而发挥医患双方的作用，实现更好的医疗决策。

如前所述，在医患关系和医患沟通的整个过程中，存在两种不同的“知识”。一种是医护人员掌握的从无数患病个体中抽象出来的，具有一般性的医学知识。它们来源于个体但是超越了个体而存在，表现为各种疾病的诊疗规范、指南或者路径表单，强调规范性和科学性。另一种是患病个体对于某种症状和疾病的极具个性化的体验。这种体验与其所处的社会环境、文化背景、生活经历甚至近期的情绪状态密切相关，并不都是以典型的、一般性的临床特征表现出来；同时，患病个体也期待能够结合其自身现状形成个性化的治疗方案。在整个诊疗沟通过程中，始终存在这“两种知识”的交流和冲撞。而良好的医患沟通的过程则是要实现两种知识之间的共享和融合，即实现“病”和“人”的融合，把一般性的知识用于患病的个体，把具体的个性化需求转换为特异性的治疗方案，也就是“所有的医疗服务都是个性化的、订制化的”。

为实现上述目标，在《门诊医患沟通指引（2024）》（见前文）中，我们主张：

（1）在病史采集阶段，患方居于沟通的主导地位。应给他们足够的机会讲述疾病的发生、发展过程，尤其是患者在患病过程中的体验、自己的担忧、对治疗计划的想法和对未来的期望。医护人员在患方的讲述中获取与“疾病”和“患病”相关的信息，让“病”与“人”真实地融合在一起，在患者的生活场景中深刻地理解病痛。所谓“以患者为中心”的沟通方式就是指医护人员尝试进入患者世界，从患者的眼中了解疾病，围绕患者的需求治疗疾病。

（2）在说明病情、治疗计划和风险阶段，医护人员应主导沟通的过程，有序地向患方详细说明疾病的发生以及后续可能的发展过程。同时，在充分融入患者表达的想法、焦虑和期望的基础上，用患者的视角和理解，把疾病相关的医学知识和后续的风险衔接起来。然后，在向患者全面告知各种可选治疗方案的基础上，医护人员基于患者的境况给出所倾向的意见。患者在充分理解了医生为其“订制”的治疗计划以后，再表达自己的疑问、反馈自己的想法。尤其是听取了医护人员在制订计划时面临的困难和选择之后，患方会对整个治疗方案形成一个更加明确和完整的理解，以此权衡并最终做出自己的选择。

在共同参与式医患关系及沟通模式中，构建医患之间的信任关系是始终关注并不断强化的主线，正是这一人际关系的有效建立和维系，才使得医患双方共同参与式沟通模式得以有效展开并实现最终目标。这种信任不是基于“父子般”的托付和管束，也不是买卖间的“等价交换”和“相互依赖”，而是“成年人之间”基于互信尊重、知识互补和实现共同目标而建立起来的信任。由此可见，在共同参与式的医患关系中，医患沟通过程是互动的、“螺旋式推进”的。沟通双方主导地位的变化只是为了更好地实现沟通过程中的信息交换，更有效地发挥两种角色和两种知识的价值与作用。

权变型医患关系及沟通模式

医患关系模式是对医患之间关系的基本假设，在此假设基础上，决定了医患之间交往的基本规则和医患沟通的主要模式。在前述医患关系模式的讨论中不难发现，我们总是在两种相互冲突的价值中间寻找平衡，即在以技术权威为代表的“医生权威性”和以强调自由意志为基础的“患者自主性”中间进行取舍。在两个极端价值之间，随着研究者对技术权威或自决价值的倾斜，产生了一系列相关的医患关系和医患沟通模式（见图 6）。强调和体现医护人员权威的“家长式模式”的医患关系与尊重并强调患者自主权益的“消费式模式”的医患关系是医患关系模式的两个极端。随着“生物–心理–社会医学模式”的演进，尤其是随着叙事医学理念的不断深入人心，强调以患者为中心的医疗服务模式，即介于两种价值平衡点的“共同参与式”的医患关系模式和医患沟通模式，已成为普遍认可的常规模式。

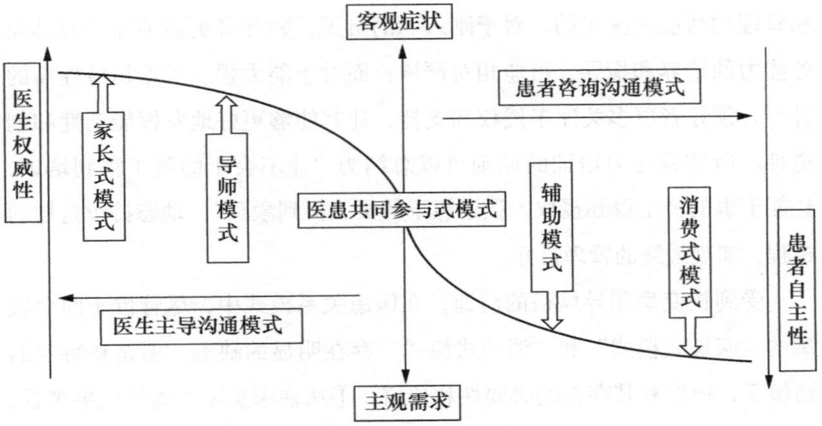

图 6　医患关系和医患沟通模式图

权变理论和权变型医患关系及沟通模式

权变理论（contingency theory）又称情境理论，是管理学中 20 世纪 60 年代发展起来的探讨领导风格的理论模型之一，最初由佛雷德·费德勒（Fred Fiedler）提出。权变理论认为，领导的有效性不是取决于领导者不变的品质和行为，而是取决于领导者、被领导者和情境条件三者之间的配合关系，即领导的有效性是领导者、被领导者和情境条件三个变量的函数；在管理活动中不存在适用于任何情境的原则和方法，没有什么是一成不变、普遍适用的管理方法。成功管理的关键在于领导者能够根据面临的管理情境和被管理者的实际情况，灵活、有效地选择领导风格，针对不同的管理情境采用最为合适的管理模式、方法或技巧，从而实现管理目标。管理中的权变理论以系统观点为理论依据，以管理的目标为评价标准，意味着管理从理论向实用主义方向发展的趋势，强调了管理者的主观能动性。

领导风格的权变理论告诉我们，没有什么是一般意义上最好的领导风格，“合适的才是最好的”。判断领导风格的标准是领导者、被领导者和管理的情境所决定的。对于刚入职的员工，领导者更多关注于对其业务能力的培养和指导，可能相对严格；而对于能力强、工作积极性高的骨干，领导者更多关注于授权和支持，让其能够更好地发挥能动性和创造性。所谓领导力培训的原则可以总结为“让不会干的员工得到培训，让能干事的员工得到授权，让不想干的员工得到激励”，动态持续这样的过程，实现最终的管理目标。

受到权变型领导风格的启迪，在医患关系模式中，尽管位于两个极端的“家长式模式”和“消费式模式”存在明显的缺陷，但是在特定的情境下，依然有其存在的必要性和价值：①从临床实际沟通的效果来看，同一个大夫采用同一种典型的沟通风格，但是不同的患者在诊疗后的满意度却存在很大的差异。这表明沟通风格本身没有绝对公认的好坏之分，还要结合诊疗中的其他因素综合评价，合理调整沟通风格，从而实现患方满意。②有研究表明，患者的人格特征和就诊的疾病类型会对医患双方在诊疗过程中的平等关系和沟通风格产生很大的影响。对于具有依恋型人格的患者来说，说话坚决、果断、敢于替患者做主的医生是值得充分信赖和依靠的，而倾向于反复解释、不断征求患者意见并交由患者做主的医生只会增加他们的苦恼和无助；同样，对于恶性肿瘤的患者和迫切希望通过手术改变自己容颜的患者，同样的沟通风格可能会导致完全不同的沟通效果。③根据诊疗决策的急迫程度等情况，医护人员需要调整沟通模式，比如涉及急症，尤其是在关乎患者生命安全的紧急处置过程中，“急”就是命令，医护人员可以本着对患者生命健康负责的态度，采用技术上最为有效的方式进行干预。此时，苛求完整的病史采集和充分明确的患方授权既不现实也不合理。尊重患方的知情选择权利是医患沟通过程中的基本原则，但是当这种权利的行使受到能力限制的时候，就必须授权给医护人员或者医疗机构来通过特定的程序予以补足。这才是真正以患者为中心的基本理念，也符合医学人道主义的基本精神。

因此，权变型医患关系及医患沟通模式让医护人员在诊疗过程中具有了一种主观能动性，被赋予了更多的责任和期许，让医患沟通过程变得更加多样化、个性化。此时，医患沟通真正成为一门“艺术”，其检验的标准是最终实现患方满意。

同样，我们需要牢记，所谓“主观能动性”是在对基本理念、基本知识和常用技巧充分知晓并掌握之上的灵活运用，毫无章法、随心所欲的自由发挥不是主观能动性的真实体现。后者不仅无益反而有害，在当下的医患关系背景下，还存在巨大的法律风险。正如管理大师德鲁克所说的：验证管理效果的，在于绩效而不在于逻辑，管理在于行而不在于知。任何理论的假设都在于解决实际中的问题。因此，任何不考虑实际情况的需要而只关注逻辑上一致的理论，都是希望简化实际问题而非有效解决问题的一种迷思。

一言以蔽之：真正好的沟通虽宜用脑，更应用心。

第二部分　《门诊医患沟通指引（2024）》实务精要

所有规范化的努力都是在尽可能简化问题的基础上，提高工作效率，减少偏差。

适用范围、引用文件、术语和基本要求

职业化一词最初的意思是对社会公开的承诺。因此，职业化最本质的定义是在某个领域以特殊的技能服务于社会和公众利益的一种承诺。在《医患沟通概论》一书中，作者认为，一般来说，一个能被称为“职业”的行业通常要符合以下三个标准：

其一，行业具有公之于众的崇高的使命（mission），如医学里的救死扶伤的使命。这种使命说明了一个职业存在的理由及其追求。因此，它是一种职业存在的根本。另外，这种使命也是一个行业整体对社会公众的公开承诺。

其二，拥有长期学习与训练获得且通过严格标准的特殊专业技能（special skills），如医学临床技能。拥有自己独特的核心技能既是实现行业使命的手段，又是使自己与其他行业区别开来的标准。

其三，该行业用系统的职业道德规范（ethics）来指导并约束所有从业人员的行为。一个人一旦获得了一种专业技能，用好了可以服务社会，而如果滥用，也会具有很大的社会危害性。所以，一定要有严格的道德规范，尽可能确保该职业的从业人员能够合理使用其专业技能。

“如果一个人不能认同其所从事职业所追求的使命及对公众所做的承诺，如果一个人不能在工作上处处以其行业的道德规范来要求和约束自己，那他最多只能算作是一名专业人员，而算不上一名职业工作者。”职业化包含了一个职业最基本的道德要求和伦理规范。其中，道德是最高的、抽象的存在，当一切规则都未能涉及或者现有的规则相互矛盾的时候，参考道德原则。在现实中，道德要求对一个人来说也是最高的期望，即“你最好应该怎么做”，它是柔性的；而法律是道德的底线，法律的要求是刚性的。伦理是道德原则的具体体现，但又低于道德原则的要求。它是把道德要求转变为具体的行为规范，即“你应该怎么做”，不这么做可能会受到道德谴责或者承担法律责任。

职业化是一种“范式”（paradigm），限定着一个行业从业者的思维模式和行为方式，比如我们说社会科学强调思辨，而自然科学崇尚求真。对于类似“医学是科学吗”这样反复思辨、激烈讨论的热点问题，不乏很多真知灼见，但很难有让这个职业内外普遍接受的广泛共识。以至于有人说中国的中医是“哲学”（王一方教授谓之“如科学”或者“前科学”），强调思辨，诊疗更像一门“艺术”，是医学发展的“1.0 版本”；而现代的西医是科学，强调“证据”，诊疗更接近于“科学”，是医学发展的“2.0 版本”。而“医学”既包含中医也包含西医，因此，也有人说它既不是艺术也不是科学，“医学”就是“医学”，等等。

古往今来，医疗行业的职业化精神和执业伦理道德的核心可以概括为一句话：以患者的利益为重，患者的利益高于一切。从医疗行业的历史发展和模式变迁来看，医患沟通、知情同意已经从最初的道德伦理规范逐渐演变成为当下法律法规的强制要求了，甚至有一些已经变成了执业行为的底线、红线和高压线，比如《医疗机构人员廉洁从业九项准则》等。

对于职业化的医护人员而言，在此讨论职业精神和医学的本质并非首要主题。然而，对于职业化的从业者，必须了解、认同并践行医学的伦理和道德，本指引正是基于这样的目的。同时，为了更好地说明指引中推荐的规则，区分更细致的场景，使读者更好地理解并运用相应的结构和技巧，需要对相关规则适用的范围和概念的边界进行必要的区分，对其中基本的要求进行强调。

适用范围【1】

本指引适用于门诊诊疗服务过程中的医患沟通。

门诊诊疗和急诊诊疗在场景上存在显著的差别。在患者的健康甚至生命面临即刻重大威胁的情况下，医护人员的技术权威将得到更多的体现，发挥着更大的主导性——技术至上。尊重患者的知情同意权利始终是医务人员必须遵守的执业准则和合法性边界，但是患者知情同意权的行使需要当事人具备相应的行为能力。当患者不具备这种认知和做出决定的能力时，比如情况过于急迫或者患者处于昏迷、无意识状态等，医患双方的关系从普遍推崇的参与合作型变成了以医护人员出于患者利益而主动决策的技术主导型。这会给强调患者的患病体验甚至履行充分说明告知的义务带来诸多限制或者相应的减损，故不完全适用本指引中的规则。同时，住院患者的医患沟通与门诊诊疗相比存在更大的情景差异，不适用本指引。但另一方面，场景不同时虽然医患沟通的结构可能存在差异，但是本指引中所倡导的原则和具体的沟通技巧是超越场景而存在的，因此，对于急诊和住院诊疗中的医患沟通依然具有借鉴意义。

规范性引用文件【2】

下列文件中的内容通过文中的规范性引用而构成本指引必不可少的条款。其中，注日期的引用文件，仅该日期对应的版本适用于本指引；不注日期的引用文件，其最新版本（包括所有的修改内容）适用于本指引。

中华人民共和国民法典　2020 年　全国人民代表大会

中华人民共和国基本医疗卫生与健康促进法　2019 年　全国

人民代表大会常务委员会

中华人民共和国医师法 2021年 全国人民代表大会常务委员会

医疗机构管理条例 2022年 国务院

医疗纠纷预防和处理条例 2018年 国务院

医疗事故处理条例 2002年 国务院

医疗质量安全核心制度要点 2018年 国家卫生和健康委员会

本指引关注了现有法律法规和规章制度对医患沟通过程中医护人员法定告知义务的要求，但没有特别强调与医患沟通相关的病历书写等相关方面的内容。因此，所引用的规范性文件多关注于对医护人员告知说明和患方知情同意的法律法规要求、首诊负责制相关的规范义务等方面，在特定的沟通情景中帮助医护人员划定沟通需要关注的法定边界，提醒其履行相关的告知义务和法定程序，化解法律风险。然而，门诊医患沟通所需要关注的规范性文件不限于此，比如关于医德医风、文明服务、病历书写等相关的规范性文件，都可能对医患沟通的过程提出更高的要求和细致的规定，需要关注。

术语和定义【3】

门诊【3.1】

指在医疗机构门诊规范区域内直接向患方提供的诊疗服务。

本指引所谓的“门诊诊疗”是指常规的，或者说传统的、线下的，在医疗机构门诊区域内医护人员直接接诊患者的诊疗服务过程。基于信息化手段开展的互联网诊疗，因其沟通的场景与传统的服务模式存在较大的差异性，本指引仅供参考。

医护人员【3.2】

指在门诊诊疗服务过程中直接接触患方，为患者提供检查、诊断、治疗和预防保健等医疗服务的专业人员。在引用和特定表述中，有时偏指“医生”。

本指引主要适用于直接接触患者的医护人员在提供门诊诊疗服务过程中的医患沟通过程。实际从门诊工作的场景来看，医生和患者之间的沟通是主要的，但不排除有护理人员参与和辅助沟通的情况，此时同样遵循本指引所倡导的规则。在门诊诊疗服务过程中，接触患者的当然不限于医生或者护士，还可能包括药师、技师，整个门诊服务流程甚至还包括导诊、挂号、收费等环节。相关人员与患者的沟通对于提升患者就医感受同样重要，他们的沟通模式也可以借鉴本指引的相关内容。

另外，从现有的研究文献和现实的沟通场景来看，医护人员之间的相互沟通还存在其他更为具体、有效的沟通模式，比如世界卫生组织（WHO）推荐在医护之间采用 SBAR 沟通模式。S（situation）指现状，包括患者一般情况、当前存在的问题；B（background）指背景，包括患者主诉、入院诊断、病史、已接受的治疗、入院后的病情变化等；A（assessment）指评估，包括患者的生命体征、是否给氧、疼痛程度、病情变化等；R（recommendation）指建议，包括对问题的处理建议等。SBAR 沟通模式对于住院患者诊疗服务中医-医、医-护和护-护之间的沟通而言是一种高效、准确的沟通模式和框架，应用于门诊患者的诊疗服务中也具有良好的效果。护士和患者之间的沟通模式还包括由 Studer Group 创造的 AIDET 沟通模式：A（acknowledge）代表问候，I（introduce）代表自我介绍，D（duration）代表过程，E（explanation）代表解释，T（thank you）代表感谢。在临床文献报道中显示，AIDET 沟通模式同样具有良好的沟通效果。

在本释义的后续部分，“医护人员”和“医方”指代相同的含义，与“患方”相对应。

患方【3.3】

指在门诊诊疗服务中，直接向医护人员寻求帮助的患方人员，不限于患者本人，还包括陪同其就诊的近亲属。本指引中的患者，指的是患者本人，因为引用和表述的需要，有时也称为“病人”。

本指引中的患方包括患者本人，以及在诊疗服务过程中，参与沟通并对患者后续的诊疗方案选择具有影响力的患者成年近亲属或者患方通过授权程序明确的“意定监护人”等。从知情同意权行使的角度而言，未成年患者的法定监护人或者指定监护人是知情同意权行使的主体，也是医患沟通的主体，未成年患者本人是诊疗服务的直接对象，但不是医患沟通的法律主体；而在具有完全民事行为能力的成年患者门诊诊疗过程中，患者本人是当然的医患沟通和行使知情同意权的主体。但显然，在实际的临床工作过程中，尤其是在一些比如恶性肿瘤、诊疗风险较大以及诊疗花费较多的疾病诊疗和方案选择中，陪同患者就诊的成年近亲属的意见同样重要。此时，医护人员在尊重患者本人决定权利的过程中，当患者本人与其成年近亲属的选择存在明显分歧的时候，应当关注并给予患方足够的时间以协商一致，不要急于立即开展创伤较大、风险较高或者花费较多的诊疗操作。根据接待处理医疗纠纷的经验，若患方的意见不一致（包括患者与近亲属的意见不一致，或者患者成年近亲属之间的意见不一致等），在不理想的诊疗效果或者特定的医疗风险出现之后，发生医疗争议的概率大大增加，需要医护人员在沟通过程中关注。

医患沟通【3.4】

指医患之间通过语言和非语言交流分享疾病与健康相关的信

息、意义和感受的过程，达成共同理解并制定临床决策，实现疾病诊疗和健康知识普及。

对于医患沟通存在很多不同的定义。王锦帆教授在《医患沟通》（第2版，人民卫生出版社出版）教科书中将其定义为：在医疗卫生和保健工作中，医患双方围绕诊疗服务、健康及心理和社会等相关因素，以患者为中心，以医方主导，将医学与人文相结合，通过对医患双方各自特征的全方位信息的多途径交流，使医患双方达成共识并建立信任、合作的关系，指引医护人员为患者提供优质的医疗服务，达到维护健康、促进医学发展的目的。这一说法是目前不同版本教科书中主要引用的定义内容，部分专家对此进行了微调（比如删除“以患者为中心，以医方主导”的描述），还有的专著则采用描述的方式进行界定，或者直接选择回避定义“医患沟通”。而在广为流传的 Jonathan Silverman、Suzanne Kurtz 和 Juliet Draper 编著的《医患沟通技巧》一书中，尚未找到作者们对“医患沟通”的明确界定，似乎对作者们来说，“医患沟通”是什么不太重要，教会大家如何做才是最重要的。

本指引所采用的“医患沟通”定义与王锦帆教授的定义并无实质性区别，除了叙述更为简洁之外，对于是否完全“以医方主导”，我们认为需要结合沟通的不同阶段进行合理区分，不能一概而论，不要让初学者误入“父权主义”倾向的医患关系和医患沟通模式之中。王一方教授提出的“谁为探戈领舞”是一个很精彩的命题。作为医患双方，都有“领舞”的理由和条件——医护人员掌握知识而患者支付费用，双方的权利都应该得到尊重，同时双方的权力也都容易被滥用。因此，我们认为最终的目标决定了方式和手段的选择。实现患者利益的最大化是医疗服务的最终使命，权变型医患沟通模式是相对合理的选择。

其中，对于概念中所用“意义”一词的理解，在此特别引用刘惠军教授在其主编的《医学人文素质与医患沟通技能教程》中的表述最为妥当：

“意义”是什么？是一种解释。……下面这段关于死亡的讨论中告诉我们医疗过程中的很多事情对于一位年轻医生的意义：

面对死亡（来自一位年轻医生的博客）

今天下夜班，睡了一下午，因为昨夜并没有睡好，又送走了一个……早餐时陪我值班的学生说：“老师，我心情不好。”我没有说任何话语。可能，对于我所属的科室来说，死亡并不少见，以至于在患者死亡10小时的时间内，我的死亡讨论已经写好。可是即使讨论得再清楚，笔迹再流畅，终究敌不过面对一个生命就此不在这种事实的复杂心态。在病程记录中，我很熟练地记录下这一段：患者呼吸、心跳停止，大动脉搏动消失，血压测不清，瞳孔散大至边缘，抢救无效，临床死亡。死亡诊断：呼吸循环衰竭。**（以上内容是一种事实。）**可是你真的熟悉这一过程吗？也许是我感觉过敏，但我真的可以感觉到，似乎是灵魂的离开，是一种飘忽的离开，是一种异样的味道，是一种似乎叹息又迅速闪走的瞬息。**（后面这一部分则是医生个人对事实的解释和他赋予这件事情的“意义”。）**

因此，从概念本身而言，“医患沟通”的内涵需要从以下几个方面进行解读：

第一，医患沟通的主要方式除了语言沟通，还存在非语言沟通，甚至很多时候，非语言沟通所包含的信息比言语本身更丰富、更真实，更需要关注。本指引中在特定的沟通场景中有特别的提示，务请医护人员关注。

第二，医患沟通强调的是信息和情感的交流与分享。医患沟通的过程是通过双方的互动达成对“科学＋苦难”的共同理解，医方不仅要充分了解生物学意义上患者疾病发生、发展相关的信息，还需要充分感知、理解和尊重患方对患病过程的感受、对诊疗结果的忧虑以及对恢复健康的期待。

第三，医患沟通的最终目的是实现医患双方共同参与下的临床决策，发挥医患双方各自的作用和价值，“以专家研讨会”的方式，把医学专业知识融入患方的想法和需求，从而选定现有条件下“尽可能满意”的临床治疗方案。

第四，医患沟通的过程既是诊疗的过程，也是传递与疾病相关的健康生活知识、对患方进行宣传教育的过程。这也是现代医学从治疗疾病向维护健康做出重要转变的应有之意。

需要特别强调的是，疾病对于患者而言，除了是科学问题，还要体验苦难。医学科学和技术的进步是去个体化的、非人化的，专家们需要在复杂的个体特征中找到科学的规律性和一致性，从而制定具有一般性的治疗方案；而临床医学是一个相反的过程，需要把冷冰冰的医学知识和技术方案与具体的、活生生的患病个体结合并进行实际的应用，因此，必须要考虑作为“人”的个体体验和内心渴望。科学和技术只是治疗疾病的手段，而人的身心健康收益才是诊疗的最终目的。

基本要求【4】

医患沟通的职业化要求【4.1】

医患沟通的能力是医护人员必须具备的基本能力和职业素养，是医学人文落地的桥梁和手段，是实现以患者为中心的最佳临床实践的要求。

1988 年，在世界医学教育大会上通过的《爱丁堡宣言》指出：病人理当指望把医生培养成为一个专心的倾听者、仔细的观察者、敏锐的交谈者和有效的临床医生，而不再满足于仅仅治疗某些疾病。

1999 年，美国医学教育资格认证委员会（ACGME）把人际沟通技能列为所有住院医师必备的六项技能之一。ACGME 认为，一个合格的医生应当具备以下六方面的能力，即：对病人的治疗与保健（patient care）、医学专业知识（medical knowledge）、在科学及实践的基础上来改善与提高医疗方法（practice-based learning and improvement）、人际沟通能力（interpersonal and communication skills）、承担职业责任及遵从道德的职业化素养（professionalism）、系统化的视野并利用系统化的资源来最好地服务病人（systems-based practice）。

中国内地的医师执业准入考试自 1999 年开始，已经在实践技能和理论考试中增加了对沟通技能的考查。从 2004 年开始，对医生医患沟通技能的考核也正式成为美国行医执照考试（the U. S. Medical Licensing Examination）中的一个重要组成部分，并成为一种全球性的趋势。综合以上国内外的趋势，我们可以总结得出以下三个结论。

首先，医患沟通的能力来自于医护人员的态度。正如当我们讨论质量问题时，我们所面对的是“人”的问题，说到底，是人的态度问题（Philip Crosby，1979）。医患沟通同此一理。以前的医学大家们也曾有过谆谆教诲：德不近佛者不可以为医，才不近仙者不可以为医（裘法祖）；一个好医生首先应该是一个好人（吴阶平）；先做朋友，再做手术（张金哲）等等。如果缺乏对患者的关心和爱护，缺乏对病痛者的同情和悲悯之心，任何空洞的人文口号和反复灌输的知识技巧都显得毫无生气、虚假而造作。古人有云：“业医者，志必诚，业必良，人必君子。”作为医护人员，与患者沟通不取决于你是否具有天生外向的性格或者想要对患者好的初心，这是行医者职业道德和伦理规范的基本要求，也是医护人员职业要求的一部分。因此，在工作中，你必须掌握治疗所必需的知识和技艺，还应当理解患者的苦难并给予怜悯。

其次，医护人员良好的沟通能力来自于对相关知识的了解和关注，除了书本上写出来的心理学、沟通学等基础知识之外，还需要更多地了解社会和人心。正如一名审判案件的法官如果不了解社会运行的真实现状就无法做出合理的审判一样，作为患者病痛的“审判者”，医护人员如果不能从一个患病者所在生活场景的角度来体验和治疗病痛，显然这样的医护人员是没有人情味的、不接地气的，甚而只是一个“有知识没文化”的“匠人”。现实中，并不是医护人员接诊的病人多了、见到的问题多了，自然就懂得了沟通的学问和知识。真知的积累需要寻找、思考和甄别，并最终改变沟通行为，只有这样才具有现实的意义。

最后，医护人员的沟通能力需要靠技巧来展现。沟通技巧是一种到达彼岸的工具，需要结合特定的场景在不断地在实践演练中发挥作用并不断提升。所谓技巧，就是可以学会并可以不断重复、提升的东西。在医患沟通过程中，它们可以起到撬动、催化、节约或者创造的作用，先利其器、后善其事。在医护人员医患沟通能力的构成模型中，态度决定成败，知识提升品质，而技巧则有助于实现目标。病痛是人们对疾病的感受而产生的，而医生是为了治疗病痛而存在的。因此，医学天生就是伴随着怜悯、同情和帮助他人而出现的事业，这也正是其人文情怀之所在。

所谓人文，强调的是人类社会运行所形成的秩序和伦理规范。对于医学人文，张大庆教授定义为：应用医学人文科学的知识与方法对医学的本质与价值、卫生保健的目的与意义、医疗保障的公平与公正等问题进行探究的活动。其目的是激发医务人员对人性、对苦难、对生命的敏感性和洞悉力，确定医学研究、临床治疗、预防保健以及卫生政策制定过程中自主、尊重、宽容、公正的价值观。

著名的生命伦理学家佩莱格里诺（E. D. Pellegrino）认为，医学人文不是一种绅士的品质，不是作为医疗技艺的彬彬有礼的装饰，也不是为了显示医生的教养，而是临床医生在做出谨慎和正确的决策中应该必备的基本素质，如同作为医学基础的科学知识和技能一样。

传统上，医护人员普遍认为，“病人所需要做的就是耐心地配合医生的各项诊疗程序，治疗结果就是对病人最好的关怀”。人们相信，医学技术的进步将会逐步解决所有的疾病问题。随着医学科学本身的发展进步，尤其是随着“生物-心理-社会医学模式”的蓬勃发展并深入人心，“现代医学中的良知问题”伴随着器官移植、辅助生殖、基因编辑等技术进步显得越来越紧迫；医学中的伦理问题、终极价值问题，伴随着患者权利崛起后导致的医疗消费主义倾向所引起的法律问题，日益成为社会关注的焦点。关于生物医学模式之“罪”，佩莱格里诺早在1979年就概括为以下诸多方面：过度专业化，技术至上，过度职业化，忽视个人和社会的文化价值，医生的角色职责过于狭窄，太多的治疗而非治愈，预防、病人参与和病人教育不够，科学太多、人文太少，经济激励过多，忽视穷人和弱势群体；日常生活过度医学化，医学生受到非人道待遇，住院医师劳累过度，语言和非语言沟通能力不足，等等。并且，他认为这些问题越来越多、越来越严峻。

这些问题迫使我们进一步思考现代医学如何回应人文需求，临床医学如何体现人性温情。随着叙事医学的蓬勃发展，医患沟通成为最好的桥梁和最有效的手段，成为目前实现以患者为中心的最佳临床实践。医患沟通有助于恢复医患之间千百年来共同应对疾病所建立起来的信任关系，构建医患之间的和谐关系，并最终实现诊疗的艺术（art of healing）。

所谓以患者为中心的医患沟通模式，强调在不同的阶段有不同的任务和体现形式。在初始见面阶段，以体现尊重和友好、构建相互信任的医患关系为主；在病史采集阶段，以给予患者充分的机会讲述患病的故事为主；在告知病情、治疗计划和风险阶段，以充分说明相关的内容、协助患者确定临床决策为主；在结束初诊阶段，以风险防范和健康教育为主。其间，在检查和治疗阶段，都要充分考虑和评估患者的理解情况和承受能力等。以患者为中心的医患沟通模式不是口号和理念，需要借助特定的沟通结构和技巧，需要在不同的阶段实现不同的目标。这正是本指引所倡导的目的和意义所在，也是医护人员的职业要求所在。

医患沟通的价值、过程和设计【4.2】

医护人员应当充分了解：医学始终是交谈的艺术，而非沉默的技术。

所谓诊疗艺术，张大庆教授认为，是指医生应用自然治愈力（如人体的自身免疫力）、科学治愈力（诊断技术、药物、手术等）和医生个人治愈力（对医生的信赖、医生的精神或心理安抚）的综合能力。诊疗艺术在本质上是医生医治病人的能力。这种能力实际上又至少包含三个方面，即专门的知识和技术、良好的判断力和自信心，以及对待病人的诚挚态度和良好的沟通能力，此三方面缺一不可。在临床诊疗活动中，医学知识与技术无疑是一个必要条件，但并非充分条件。作为一个成功、睿智的医生，仅仅有医学知识与技术是不够的，还需要有良好的判断力、自信心，以及成为以患者为中心并能帮助其脱离病痛苦难的救赎者。

医生，有时候本身就是药物。

医患沟通的价值【4.2.1】

医患沟通是诊疗服务的重要组成部分。良好的医患沟通有助于患方提升就医的获得感、对诊疗服务的依从性，获得可期待的治疗效果以及疾病相关的健康生活知识也有助于医护人员提升职业的成就感，缓解职业倦怠，避免医疗差错，减少医患矛盾。

"美国医疗质量管理之父"多纳比蒂安（Avedis Donabedian）认为，医疗服务应当具备两方面的内容，即治疗（cure）＋照护（care）。前者是医疗技术作用于患者的体现，而后者则是医患人际关系的结果，两方面合在一起才构成评价医疗服务质量的标准，并且患者满意度是评价医疗服务质量的最终标准。在更早之前芬兰学者格罗路斯（Gronroos）提出的顾客感知服务质量模型中，对整个服务质量的评价也包含了类似的结构，并提出从五个维度来评价服务质量，即所谓的有形性、可靠性、响应性、保障性和移情性。总之，在医疗服务的过程中，照护是必不可少的组成部分，甚至是患方用来评价医疗服务质量最重要的部分。而医患接触过程中的沟通是实现照护最主要的方式。

有效医患沟通所带来的良好效果对于医患双方来说都是明显的。通常人们认为，与医护人员愉快的沟通对患方更加有益，对医护人员自身来说好像并不那么重要。甚至很多医护人员认为，在现今强调依法行医、按指南看病的时代，医患之间千百年来并肩作战对抗疾病的战友关系已经变成了契约关系，甚至消费关系。尤其是随着医学分工的精细化，每个医护人员都是诊疗流水线上的一个环节，基于拯救身体和灵魂之痛的信任和怜悯已经被冷冰冰的机器和“流水线”撕裂了，看病只是一份工作，而病人只是另外一个陌生人而已。在这样的认知和情感下，“信任”成为一种奢侈品，情感的交流显得多余。由此带来的结果正如奥斯勒（William Osler）所说：把一份崇高的职业变成了一份养家糊口的工作，糟蹋成一门生意！成就感没有了，激情也没有了，职业生涯只剩下看了多少患者、做了多少手术这些冷冰冰的数字。伴随而来的是经年累月之后的疲惫不堪，没有感同身受的痛苦，更没有催人泪下的内心悸动。

因此，需要批判“好的沟通只有益于患方”，这是一种重大的误解或者谬误。很多文献和研究表明，医患关系良好的医护人员拥有极高的工作满意度和职业成就感，他们对医患之间的关系充满信心，并且在工作中感受到的心理压力和挫折感要显著小于医患沟通不畅的同行。对正在饱受医疗纠纷折磨的医护人员而言，患方的不认可、不满意或者投诉行为会对其正常的工作、生活甚至执业的信心带来明显的影响，实践中不乏因为医疗纠纷的冲击导致职业危机而选择改行的医护人员。所谓“金杯银杯不如患者的口碑”，作为一名医护人员，能够得到患方的高度信任和拥趸追随无疑是一件值得高兴和骄傲的事情。“德艺双馨”才是好大夫的职业追求和评价标准，而所有这些评价，显然都离不开诊疗过程中良好的医患沟通。

“向患者学习”曾经是一个口号，是指医护人员可以通过对患者的诊疗过程更好地认识疾病并诊疗疾病，所谓“久病成良医”。但笔者认为，“向患者学习”应该远远超越这样的认知，给医护人员带来更多、更有意义的思考。与疾病抗争的过程是一个人重新思考人生价值和意义的过程，是反思过去和对未来重新规划定位的过程，“没有比生死更大的事情了”，如果一个人在面对生死中所展现出来的感悟和勇气都不足以给医护人员带来心灵的震撼和人生的思考，单纯的知识又能有什么更大的意义呢?生活本是修行，看过了生死，自然更应懂得并珍爱生命的贵重。所有经验丰富的医护人员，他们的内心也应该是丰富的、多情的、敏感的。正是在医患沟通中患者讲述的一个个鲜活的生命故事，让他们对自己的工作、对自己的职业价值和对幸福的人生有了超越一般人的深刻体验和丰富感悟，使他们忘记疲惫，拥有更多“对生命和健康的敬畏”，以及“如履薄冰、如临深渊”的职业悲悯。丽塔·卡伦在她的书中写道:“医务人员不会放弃对治疗过程的控制，不会被关注患者所湮没，也不会极端地奉献自己的时间来满足患者的所有需求……我并没有感到付出巨大的时间成本，或超越了执业界限。相反，我在此描述的实践中重塑了自己，给自己带来额外的快乐……这些新方法（听患者讲故事，了解他们的过往）给我带来无尽的快乐，提升了我。对此，我格外感恩。”

让“患者参与医疗安全”是WHO提倡的“患者安全十大目标”之一。让患者主动参与沟通的过程，协商确定治疗的方案和计划，参与对其身份的核对、对病历记录的核查以及操作过程中的程序把关，不仅可以帮助医护人员降低诊疗过程中出现遗漏、错误和意外事件的概率，更是让患者担负起在诊疗过程中与医护人员一道避免错误发生的责任。“患者安全，人人有责”。患方不是被动的接受者，而是主动的参与者、合作者，应当与医护人员一起为实现安全、可靠的诊疗行为承担义务并发挥作用。要实现这种共同作用，就必须建立一种机制，主动提供给患者机会，让他们发表意见、关注风险、时刻提醒并共同防范。

正如杨镜教授在《医患沟通概论》序中提到的:“今天的很多医疗纠

纷，常常源于对人性的淡漠。临床中，往往只注重躯体症状和生物学手段的治疗，忽视患者的精神、心理和众多的其他需求，放弃诸如心理、行为等治疗手段，很多医师不愿与患者进行语言沟通等。”我们知道，语言既可以治病，也可致病。对关爱病人的医生而言，语言是其最重要的武器，可实现“医生就是药物本身”。医患之间相关信息的充分沟通和分享，对医患双方的情绪稳定、精神慰藉、人生价值和人格尊严等都是至关重要的。

真正见证过生死的智者，除了具备奥斯勒所提到的内心的宁静和特有的慈悲，往往也都能够做到泰然无愧、泰然无惧、泰然无争！

医患沟通的过程【4.2.2】

> 医患沟通的过程不是单向的信息传递过程，而是通过医患双方的互动，建立并维持一种相互信任、合作的人际关系，实现相互尊重，达成共识，共同参与制定诊疗决策并有效推进诊疗的过程。

唯有良好的沟通，才有成功的治愈。

在《医学沟通技巧教与学》中，作者把沟通的方法做了两种形象的比喻，即“推铅球法”（the shot-put approach）和“抛飞盘法”（the frisbee approach）。

所谓“推铅球法”，其重点就在于“推”，也就是医护人员把想要说的内容一股脑地向患方说出。“从古希腊时期发源开始，一直到20世纪早期，职业化的正规培训几乎全部集中于此”，毕竟“说”是伦理和法律的要求，但是患者“接”住了没有，根本无暇顾及也无须关注。这是一个单向的、履行义务的过程，“说了就完了”。显然，在医患沟通过程中，“推好铅球”很重要，但它只关注并强调了医患沟通所要完成任务的一半，只是把患者作为告知的主体而不是沟通的对象。

而“抛飞盘法”则强调“抛接”模式（give-and-take）。它从20世纪40年代开始并流行于60年代。它既关注医护人员的告知（“抛飞盘”），同时更强调患者的“接住”效果，认为医患沟通是一个传递、吸收并双向反馈的过程，“相互理解”是建立医患互信和保证信息准确的必要基础，从而在医患之间形成一个信息传递的闭环系统。医患沟通是分享而不是告知，是理解而不是传输。医患之间正是基于深刻的理解，才会有共识和共同的目标。

由此可见，医患沟通的过程是“沟”＋“通”的组合，没有前者就不会有后者，而关注前者忽视了后者则显然不是良好的“沟通”过程。为何如此？正如美国哈佛大学内科学教授皮博迪（Francis Weld Peabody）所说，对患者的“成功治疗”几乎完全取决于医患之间的紧密关系，其关乎构成个体医疗服务的基础，离开这一点，医生要了解如此多的功能失调背后所隐藏的问题和麻烦几乎是不可能的。所以，医患之间只有进行充分的信息分享，信任才可能建立。而信任是合作的基础，有信任才能达成共识，从而形成有效的决策并共同推进。

所有的沟通过程都是信息和情感交融的过程。医患之间在分享信息的同时，情感的交流自然融入其中，人际关系随之建立。建立互信融洽的医患关系贯穿于门诊医患沟通的全部过程，始终体现在本指引中门诊医患沟通的各个场景里，是维系整个门诊医患沟通各个阶段的黏合剂，从而使分段的沟通过程在共同的信息传递和情感维系中连贯地进行下去。

医患沟通的设计【4.2.3】

在门诊诊疗中的不同阶段，医患双方存在不同的心理需求和信息需要，可以采用有针对性的沟通结构和相应的沟通技巧，实现良好的沟通效果，提升沟通效率。

在几乎所有的医患沟通教科书中，作者们都笃信“沟通技巧在良好医患沟通中的重要性”，但是不在具体的沟通情景中谈具体可用的技巧，或者不把技巧放在特定的沟通架构里，这种空谈技巧无异于纸上谈兵、对空放炮。正如张口闭口大谈要关爱患者、以患者为中心，但是不探究如何在诊疗过程中给予患者足够的机会让其表达自己内心患病的感受、倾诉对疾病的恐惧或对未来健康生活的期许，使医者仁心、大医精诚的职业追求都迷失在对医患冲突的苦苦挣扎中。

本指引旨在向大家说明，医患沟通需要技巧，并且技巧非常重要，但是技巧需要结合特定的诊疗沟通情景，只有在情景中融入技巧，才能体现技巧的价值和作用，而划分沟通情景的标准在于医患双方在不同的情景中存在不同的信息需求和心理需要。通过本指引我们发现，在门诊的沟通过程中，我们会经历 6 个不尽相同的医患沟通的“舞台”。这些舞台有不同的心理背景，医患双方需要演绎不同的主题，并且需要扮演各自不同的角色。而在这些不同的舞台和角色转换中，尤其对于医护人员而言，说什么和如何说同等重要；对于患方而言，面对就诊的疾病，“心中有千千结”，对于要问的问题，“生怕挂一漏万”。因此，对医患两方来说，在如此复杂、信息众多的沟通过程中，双方在心理上都存在一定的压力或者焦虑，“既要想着故事的脉络，又要说着嘴里的台词”，这种无法在沟通过程中集中注意力的情形反过来又会阻碍有效沟通。所以，如果医患双方在沟通中都知道清晰明确的沟通过程，知道各自发言的顺序和主题，就像在听演讲时遇到一个特别想问的问题并且知道后续演讲人会给自己一个明确的提问机会一样，那么双方都会平静下来，有序推进医患沟通的过程。

因此，在门诊医患沟通过程的不同情景中设置结构至少包括以下好处：

- ➢ 不至于丢掉特定的信息，尤其是在信息众多的时候，减少随意性。
- ➢ 有助于组织特定的信息，提高沟通的效率和效果。

- 有助于缓解沟通过程中的压力，增加确定性和可预期性。
- 有助于核对和评价，可借助清单，评估沟通本身的质量。
- 有助于教学和重复，不断演练和提升。
- 有助于形成一个关于沟通脉络和要点的“地图”，把各种技巧和注意事项安放在特定的位置上，以便随时检查在沟通中所处的位置和前进的方向。
- 在把握现有结构和技巧的基础上超越自我，并结合自己的风格，超越规范化和标准化，实现沟通能力更好地提升和效果再现。

正如阿图·葛文德医生在《清单革命》一书中所说的：清单让世界更简单，清单赋予你自由。

显然，在医患沟通过程中，医护人员具有主动性并应当承担更多的责任，是主导者。因此，对于医护人员而言，在头脑中始终保持清晰的沟通结构并维护沟通的推进是非常重要的。医护人员需要不断核对现有沟通的进程，控制沟通的过程，避免使沟通的进行毫无章法、漫无目的，让医患双方都失去耐心或者迷失困惑。

同时，医患沟通过程中的技巧同等重要，它的主要目的是强化并提升信息沟通和情感传递的效果与效率。医患沟通的技巧有很多，比如观察、倾听、开放式提问、澄清、聚焦、确认、设置语言标识等，甚至一些沟通技巧之间还有特定的组合关系。但需要特别强调的是，技巧只有依附于特定的沟通结构、在特定的场景下才会发挥最大的作用，脱离了情景空谈技巧往往事倍功半。既往的沟通教材和培训，常过于强调沟通技巧而忽略了技巧所适用的情景（或沟通结构），强调工具而忽视了目的，导致读者和学员即使认真学习了教材并接受了培训，真正到了门诊诊疗沟通现场，也往往张皇四顾、无从下手。

初始接诊

在医患见面的一刹那，医患之间最重要的事是什么？这是一个非常重要但始终没有引起医护人员足够关注的情景。有研究表明，建立医患关系最重要的时刻可能不是病史采集或者医患告知的过程，也不是结束诊疗的过程，而恰恰是医患初始见面的一刹那。从医患双方刚一接触，到进入病史采集的实质性沟通过程，可能只有几秒钟的时间，但就是这样的几秒钟，医护人员如果能够充分把握，通过主动提供患者所需的关键信息，建立良好的第一印象，就会为后续整个医患沟通过程中的良好互信打下坚实的基础。

正如前面我们反复强调的，建立关系不是一个技巧，也不是一个沟通的结构，而是始终贯穿于整个医患沟通过程的核心和目标，是医患沟通所有沟通结构和沟通技巧总的指导原则和行为准则。医患之间的信任关系会在整个诊疗过程中形成一种类似于“场”的心灵之力，它甚至超越了狭义上的医与患直接接触的过程，超越了诊室和医疗机构的范围，会在诊疗结束，患者离开诊室和医疗机构之后持续存在，成为一种持久的吸引力和品牌，并对患者单次诊疗的效果、后续健康生活方式产生持续的影响。这种“场”效应的构建需要医疗机构有明确的服务患者的文化和良好行为的规范，需要每一位医护人员在具体的沟通过程中持续反复地实践，在此基础上就会形成品牌，使患者产生更好的依从性。

医患之间的相互信任和依赖，是诊疗过程中双方最大的收获以及最值得称道的奖赏和回报。

信任就是力量，具有治愈疾病的神奇能力。

初始接诊【5】

人际吸引是指在人际交往过程中，随着交往双方的相互认知不断加深，而对对方产生的一种主观评价，可以是喜欢、依恋，也可以是同情或者怜悯。人际交往过程中，只有相互吸引才能够使相互关系不断持续下去并不断巩固，否则即使是一方努力讨好、取悦对方，其结果也只能是“剃头的挑子一头热”，早晚会在交流的某个阶段出现更大的嫌隙，从而导致关系破裂。

什么样的人才能拥有更好的人际吸引力？研究认为可归纳为以下几类：①那些有共同的信仰、利益和经历的人；②那些具有解决问题的技术、能力和才干的人；③那些具有让人感受愉快或者令人敬佩的品质的人；④那些可以包容和接纳他人，能够及时回应对方并充满正能量的人。显然，在医患沟通的特殊场景下，医护人员具备了很多“吸引”患者的先决条件，这是医患关系发生、医患沟通开始的重要前提和心理优势。我们需要在后续的医患沟通过程中有效地加以利用，从而实现良好的沟通效果。持续而强烈的吸引力会在交往双方之间产生一种影响力或者说依赖的力量。根据斯蒂芬·罗宾斯（Stephen P. Robbins）的观点，“权力是影响力的函数”，一方对另一方具有影响力，就相当于具备了权力，就会对对方的行为产生影响并带来改变。在医患交往之中，医护人员要善用自己的职业吸引力给患者带来的影响力，利用所拥有的技术权力和沟通魅力提升患者的“依从性”，改善诊疗服务效果。

沟通前准备【5.1】

在医患双方见面初始、尚未对主诉需求进行实质性诊疗前，医护人员应当初步了解患者的基本信息，观察患方，做好与患方沟通的充分准备。

自古以来，“求医问药”一直是中国人对医患关系的基本描述。当患者带着各种问题、担忧和期待，在一个“有求于人”的陌生的诊疗环境里时，医护人员第一时间能给予患者的最大尊重，就是让患者感受到对他的关注和在意，也就是医护人员表现出“对患者感兴趣”。医护人员能够放下手中的所有工作，把时间和精力留给他，专注为他解决问题。所以，请初步了解你的患者，处理完上一个患者的事情后，尤其是当上一个患者的沟通过程不是那么顺畅，甚至还有不良情绪正在调整时，最重要的就是静下心来、调匀呼吸，面带微笑，用全新的状态迎接患者，用关心的目光注视他（她），让自己全身心投入到与现有患者的沟通过程中。这是把患者当做朋友的最基本的待客之道。

在现实的门诊工作中，医护人员往往忙于埋头写病历，或者收拾上一个患者的各种检查器械，擦拭接诊的诊台或物品……患者总是在四处张望、谨小慎微，甚至在躲躲闪闪中搜寻医护人员的目光，揣摩着医护人员的表情和心理状态，内心期盼：碰到一个好大夫吧，碰到一个德艺双馨的好大夫吧！“我们在医生宽大的办公桌侧面小心翼翼地坐下，并没有多少时间诉说我们的病痛。当那一直低垂的半张脸忽然转向我们时，递过来的往往是一张需要高昂支付的化验单。我们甚至怀疑，那半张脸是否看清了我们的模样。我们听到的‘公费还是自费’的询问，也往往先于‘你哪里不舒服’”（王一方，2000）。

因此，在见到你的患者之前，让我们再次重温奥斯勒所说的话：“作为医生需要不断提醒自己，在看病人时应当坐下来，哪怕只有30秒。病人会因此而放松，更容易交流思想，或者至少感到医生对他的病人感兴趣，并且愿意花时间。”这是行医的基本哲学。医护人员缺乏将患者作为带着个人的担忧和希望的人来理解。在刚刚见到病人时，医护人员不要被已有的医学教育所培养出来的逻辑和理性完全支配，只记住了奥斯勒所说的“冷静”的个性，还应当想起奥斯勒所推崇的“悲悯之心”——这个职业特有的本质属性。记住在你身旁坐下的那个人跟你一样，有自己的人生经历和人格尊严，目前正遭受着身体和心灵之痛，带着内心的惶恐来到你的身边，需要你的帮助！

构建良好第一印象【5.2】

在初始接诊时，医护人员应当主动提供信息，有意构建让患方信任的医患关系。

从接诊一开始就要着手建立医患信任关系，其重要性如何强调都不为过。

医护人员应该采用恰当的方式表现出对患者的兴趣、关心和尊重，这对构建建设性的合作关系非常重要。任何一个人，不管是谁，即使他本人之前就是一位很专业的医生，当成为患者之后，都会变得脆弱和敏感，都能容忍放弃一些对自身的控制权。同时在内心深处，他都会无比期待能够得到为他医治的医护人员的关注和尊重。

第一印象（first impression），也称首因效应，由美国心理学家洛钦斯（A. S. Lochins）首先提出，是指交往双方形成的第一次印象，并会对今后的交往关系产生影响，也即是“先入为主”带来的效果。虽然第一印象并非总是正确的，但却是最鲜明、最牢固的，并且决定着以后双方交往的进程。如果一个人在初次见面时给人留下良好的印象，那么人们就愿意和他接近，彼此也能较快地取得认同和信任，并会影响人们对他以后一系列行为和表现的解释。反之，如果是一个初次见面就引起对方反感的人，即使由于各种原因难以避免与之接触，人们也会对之冷淡、敷衍，在极端的情况下，甚至会在心理上和实际行为中与之发生对抗。

心理学研究表明，在陌生的环境下，形成第一印象的时间很短，交往双方的不确定信息是阻碍形成第一印象的主要因素。显然，对于迎面走来的一个陌生人，除了我们能够通过视觉采集到的信息之外，我们总是需要更多的理由说服自己相信对方是一个“好人”或者是“可靠的人”。所以，在医患见面的一刹那，患者最需要说服自己相信医护人员的理由包括：这是一个经验丰富、懂得尊重、充满人情味的“医生”或者“护士”。那么，何不“给他一个理由先”？接诊的医护人员应主动提供这些让患者内心建立良好第一印象所必需的信息，在医患见面的一刹那，帮助患方建立对医护人员的信任和信心。

推荐的沟通结构和主要技巧【5.3】

英国的一项研究表明，病人眼中的好医生都是那些愿意跟病人建立关联的医生。这样的好医生有以下三个特点：①医生能够作为一个人与同样作为一个人的病人交流；②专心与病人交流并乐于与病人建立关联；③做一些让病人感到被关心的小事，如热情地跟病人打招呼、对病人的话题感兴趣等。

问候患者，营造舒适【5.3.1】

医护人员可以用简短的礼貌语问候患方，确认患者的身份，让患方以尽可能舒适的方式开始。

问候，即通过语言主动示好的意思。

医护人员主动招呼患者，表达建立良好关系的意愿，在门诊医患沟通的特定场景下，具有特别重要的意义。通常情况下，占据主导地位的人拥有明显的心理优势。我们偶尔在路上遇到领导或者有求于人的时候通常就会有这种体验，主导者控制了沟通的开始和氛围的把控。

以什么样的称谓称呼患者往往也界定了开始那一刹那医患之间的关系类型和心理预期。“李先生”“王女士”代表着一种商务型的、“公事公办”的态度；“王大爷”“小李子”则似乎显得过于熟络，在完全陌生的环境里有些做作、突兀……对于陌生的患者，合适的称呼在不同的区域、专业和风俗习惯里有很多灵活发挥的地方，不一而足，但是以下几点需要格外注意：①对于未成年的患者，建议当着父母的面叫孩子的全名。对孩子的父母来说，像对待大人一样对待他们的孩子，这是一种莫大的尊重。②不要以病案号或者就诊序号指代患者，“9527”在喜剧电影《唐伯虎点秋香》里是高级奴仆的代号，绝不应该用在病人身上。③在陌生的环境里，人们对自己的名字最为敏感，如果确实没有更为合适和贴切的方式表达对患者的尊重，“××× 先生”或“××× 女士”可能是比较合适的称谓。

让患者以舒适的方式开始诊疗，这可能是中国内地很多公立医院的医护人员做得比较差的地方。尤其是在三级公立医院里，狭窄的诊室、围成一圈的患者、埋头写病历的医生，以及弓着腰、低着头、小心说话的患者……“舒适”真不知从何说起！当然，在门诊诊疗中，“舒适”并不都是代表沙发、咖啡和穿着漂亮制服的导诊人员，整洁安静的诊室、在医护人员“您好”的问候语和目光注视下能够在距离医生 1 米左右的地方坐下来听到医护人员热情地叫着自己的名字……这对于绝大多数中国内地的门诊患者来说，都是让人印象深刻且值得兴奋的开始方式。这其中饱含的不仅仅是舒适，还饱含着医护人员的关注和尊重。

关于门诊诊疗过程中的“舒适”，目前探讨比较多的内容包括尽可能采用轻松舒适的诊室装修、陈设、光线等硬件配置，以及营造安静、友善和充分沟通的氛围等。其中，医患之间沟通的坐姿和距离也是较为关注的内容。在图 7 中，通常认为（b）中的座位摆放是医患双方都感觉比较轻松舒适的，也比较符合目前大多数门诊诊疗环境的实际情况。（a）和（c）的座位摆放可能会给医患之间带来较大的心理压力或不安全感，其对沟通过程中双方的目光接触具有较高的要求。对于需要患者躺下或者医护人员坐着的沟通过程，需要注意医患之间的高度差距，过大的高度差距也会产生明显的压迫感，“让人难受”。医患之间沟通时的距离是另一个关乎舒适和心理上接受程度的重要指标。通常认为在诊疗过程中，中国人比较接受的距离在 1 米左右，既便于言语沟通，也为医患双方充分发挥非言语沟通技巧提供了空间。

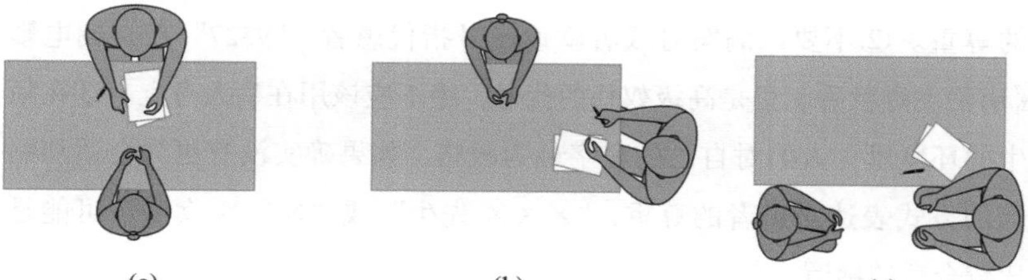

图 7　门诊医患沟通中医患之间的座位示意图

另外，在沟通的过程中，根据表达信息和情感的需要，有意调整医患之间的座位位置和身体距离也是非言语沟通十分重要且常用的技巧。

有意寒暄，拉近关系【5.3.2】

医护人员可以寻找并表明与患方可能存在的社会联系。

寒暄是指在见面之初谈论貌似无关的话题，可消解医患之间心理上的陌生感，建立情感联系。寒暄只是一种拉近人际关系的小技巧，应适可有度，不必刻意为之。

善于沟通的高手在跟别人谈论“正事”以前都会闲聊一些别的，比如天气、爱好等，尤其当对方是陌生人还带有特定的目的时，这些人总是能找到合适的话题，总是能够在冥冥中找到与对方存在的某种神奇的联系，似乎本次的沟通早有安排、缘分天定。这些看似毫无关系的闲聊往往是经过特意设计并刻意为之的沟通技巧，能够让双方在极短的时间内建立心理上的某种联系，从陌生人变成“相见恨晚”，能够让对方在惊喜和期待中进入正式的“谈话”。

小说作家亨利·詹姆斯（Henry James）曾说过：“事实上，无处不在的关系是不会停止的。”在我们尽最大努力来疗愈患者的时候，让我们为无穷尽的组合以及无处不在的关系、联系、共同的责任和才能而欢呼吧！

构建执业竞争力【5.3.3】

医护人员可以简单介绍自己的专业或者执业经历，提供让患方信赖的执业背景。

没有无缘无故的爱与恨，也没有无缘无故的信心和信任。

有意向患方提供医护人员具有竞争力的执业背景，让患方获得对医护人员专业能力建立信心和信任的理由，这也是一个构建患方信任关系的小技巧。根据特定医患沟通中的具体情景，这一做法可适当采用，不必强求。医护人员除了可以通过语言展示自己的竞争力之外，还可以在自己的诊室内张贴个人相关的资料，或者医疗机构 / 科室通过设置各种专家介绍等方式实现相关信息传递的目的，增加患方对接诊医护人员的了解，建立他们对医护人员专业能力的信任，使患者相信“走对了门，找对了人”。

很多接诊的医生“天真”地认为挂了号的患者都了解他，知道他的专业和执业经历，知道其他患者对他的评价和他引以为傲的诊疗水平，因此，见到患者便直奔主题，缺乏铺垫。但是，通过临床调查可知，有将近 70% 的患者在挂完号之后才知道接诊医生的名字，因而对医生的特长和诊疗水平一无所知；而患者在见到医生之前最担心的问题就是“是否挂对了号”“是否找对了医生”以及“眼前这位医生的水平是否符合自己的期望”。当医生直奔主题开始问诊之时，满腹心事、满脑子狐疑的患者正在尽量收集这些信息，说服自己“是找对了医生”“不会耽误了病情”。因而，对接诊的医护人员而言，此时最需要做的就是给予患者一个相信你专业能力的理由，让他第一时间对你充满信心，让患者明白他不仅是冲着医院的名声来的，更是找到了合适的大夫。

医生：乔××女士，您好，请坐。[确认患者，礼貌问候]

患者：张医生，您好。

医生：谢谢。我看您是今天的最后一个门诊病人，一定等了很久吧？今天前面的病人情况都有些复杂，看诊的时间都比较长，希望您能理解。[主动表达理解，安抚病人]

患者：理解理解，今天确实等的时间有点长，您也辛苦了！

医生：您叫乔××，对吧？好巧，我的一个同学跟您是同名……[主动构建关系，拉进医患之间的心理距离]

患者：啊，太神奇了，看来跟您很有缘分！

医生：是的，很有缘分。另外，今天是我执业20周年的日子，再加几个班，我就接诊20 000个门诊病人了！[向患者表达自己的竞争力，获得患者对专业上足够的信任]

患者：哎呀，我太幸运了！您看起来这么年轻，没想到看过这么多病人啊！看来今天我找对人了。

医生：好，现在说一说您今天希望我能够帮您解决什么问题……[“初诊见面”环节结束，提出开放式问题，进入病史采集环节]

理解性回应【5.4】

在初始接诊时，医护人员应当对患方明示或者暗示的挂号难、等候时间长等表达理解、感谢，或者给予必要的解释、安慰。

回应是针对沟通方提出的问题而给予关注、解释等必要应对的行为。

在医患沟通之初，患方有可能会流露出不满或者表达就医困难，显然这些不是冲着医护人员本身来的，很多时候甚至是为了博取医护人员的同情和好感而故意为之。他强调的不是问题本身，而是希望引起医护人员的更多关注、重视和尊重。此时，医护人员如果无视这种信息或者给予否定、消极的回应，显然会为后续的医患沟通和医患互信埋下隐患。关于此时的回应，医护人员无需结合具体的问题提供解释和答案，只需要表达情感上的支持和理解，如果还能给予患者额外的照顾，则无疑会让患方感到“意外惊喜”。

对于门诊诊疗过程中的服务瑕疵，谁更有机会或能力更好地安抚患者，及时修复患者对服务体验的不满呢？显然，解决方案不是来自于领导，不是患方投诉后相关部门的及时有效解决，而是来自于直接接触患者的第一线医护人员。在门诊诊疗这一特定的沟通场景中，直接接诊的医生或者护士甚至不花费任何成本就可以快速、有效地消除患者在挂号、候诊过程中因“各种不顺”累积起来的怨气和怒气，而医护人员解决问题的方式只是能够及时关注到患者明示或者暗示的不满或困难，表达积极的理解和合理的解释，必要时给予安慰甚至“诊疗服务上特殊照顾的补偿”即可。

作为缺陷医疗服务现场补救的重要手段，让我们的窗口人员、一线人员充满正能量、充满服务患者的热情，必要时再从管理上赋予“一定和必要的权限”，就能够以最低的成本、最大限度地修复患者的不满意。有研究表明，在诸多服务投诉中，患者更关注出现不满后院方解决问题的态度、诚意和效率。此时，接诊的医护人员就是“院方”最好的代表和最有效的解决途径，而通过这种途径得到“合理说法”的患者就医体验更好、满意度更高，后续选择再次就医的忠诚度更加可靠。

患者：大夫，看到您太不容易了，我们都等了2个小时了！

［暗示，表达不满情绪］

医生：哎呀，看病确实不容易，辛苦啦！我看了一下，我这后面还有10多个排队的患者呢！［接受信息，表达理解，提供合理的信息］

患者：唉，也是，大夫也不容易！不过这等的时间也太长了，半天都浪费了。［部分接受，内心依然有气］

医生：是啊是啊，快赶上去亲戚家串趟门的时间了！既然这样，我就好好给您看看，查仔细点儿，千万别让这趟白跑了。［继续表达理解和支持，给予"优惠补偿"］

患者：那太好了，大夫。真是缘分，看来真是到了亲戚家啦！［不满消散，满意度提升］

非语言沟通【5.5】

在初始接诊时，医护人员需要关注非语言沟通。恰当的着装，舒适的沟通距离，必要的目光接触，友善的肢体动作，恰当的语音、语速和语调等，均有助于构建医患之间的互信关系。

非语言沟通（nonverbal communication）是指"通过非语言途径呈现信息"的沟通方式。非语言沟通除了包括不蕴含语言文字意义的声音和肢体语言等之外，人际间的生理吸引力、沟通的环境、沟通的距离、时间因素、情绪表情等都属于非语言沟通的范畴。

精神分析学家瓦兹拉维克（Paul Watzlawick）曾说："所有的人类行为都是沟通！"

苏格拉底亦曾说过："高贵和尊严、自卑和好强、精明和机敏、傲慢和粗俗，都能从静止或者运动的面部表情和身体姿势上反映出来。"

对于非语言沟通的重要性，当下的很多医护人员普遍存在漠视，但无论如何强调都实属必要。在患者的投诉中，医护人员"话难听"是常见的服务投诉因素，而“脸难看”虽然很多患者没有明确地表达出来，但是显然比话难听导致的不满更多。印第安纳大学医学院 Richard Frankel 教授及其同事的研究发现，医患双方在沟通中所表现出的不恰当的非言语信号是造成医患关系紧张的重要原因。他们的研究发现，有的医生在与病人沟通的过程中不愿意注视患者的眼睛，时不时地接听手机或不停地看手表，这些动作常常会让患者感到不受尊重与焦虑。

正如叙事医学的倡导者丽塔·卡伦所说：“我不仅倾听他叙述的内容，也关注他叙述的形式——时间进程、意象、相关的次要情节、沉默，他何时讲述自己，如何把健康状况和生活事件排序。”在医患沟通过程中，我们不仅需要关注语言沟通，更需要关注非语言沟通。对于一个高情商、善于沟通、富有人情味的医生来说，“话外之音”和“言外之意”都是非常重要而且必须把握的沟通技巧和关键信息。对于人类而言，在沟通过程中，观察周围环境和沟通对象并被对方所打动是与生俱来的能力，然而现在的医学教育让医学生们对疾病的认知变成了重视各种数据和症状，用“数量分级”记录痛苦，用是否正常评价患者体验。而且，他们目睹了太多的痛苦抑或生死，以至于早已习以为常或者精神麻木了，加之诊疗工作的紧张和疲惫，致使关注患者表情和同情患者的耐心早已被消磨殆尽。

需要特别强调的是，与语言沟通相比，非语言沟通具有如下显著的特点：

第一，非语言沟通是持续存在的沟通过程，只要双方在场甚至离开之后，它依然发挥着信息和情感传递的作用。双方在场时，可能没有任何语言信息，但空气中依然弥散着非语言沟通的信息，爱意或者冷暴力始终都充斥在沟通可及的范围内。这与语言沟通存在时空限制显著不同。

第二，非语言沟通是以多种不同的方式和媒介同时传达多感官信息，甚至语言沟通过程中伴随的语音、语调和语速等都包含着言词之外的信息。有研究表明，当语言传递的语义信息与非语言沟通所暗示的信息不一致时，对方通常会倾向于认为非语言沟通所传递的信息是真实的。

第三，非语言沟通可能存在非意识控制的情况。在医患双方的沟通过程中，沟通一方的内心感受自然而然地就会通过距离、肢体动作、表情等微细的变化“情不自禁”、“不受控制”地“流露出来”。这与语言沟通需要组织词汇、挑选字眼存在明显的不同，但是更能反映沟通者内心深处、潜意识中的真实想法。

第四，非语言沟通更多的是传递态度、情感等内心感受的最主要渠道。在沟通过程中，有些信息沟通一方觉得不宜、不想、不敢或者不愿意通过言语等方式明确表达时，抑或表达的是潜意识中隐藏的情感、情绪时，都会通过各种非语言媒介呈现出来。甚至很多时候，当语言已经无法传达内心的感受时，我们通常更倾向于用肢体动作、面部表情等来释放和表达。

通常认为，非语言沟通的方式和内容包括：

- 姿势：坐、站、挺直、放松等。
- 距离：双方沟通过程中的物理距离和相对位置。
- 肢体动作：沟通过程中的伴随或者附随动作，如握手、抚摸、点头、腿部的移动、旋转签字笔等。
- 面部表情：面部肌肉的变化以及目光的接触、注视、回避等。
- 声音暗示：音调、语速、音量、节奏以及沟通过程中的变化，间歇、停顿等。
- 装饰装扮：包括室内摆设，重点是医护人员的着装打扮；在工作服之外的特别装饰往往能够显示一个人的品位和偏好。
- 时空背景：第一个患者，换班的时段，要下班时，拖班很久……；单独的房间，干净整齐的物品，特定的装饰……

在多数情况下，对于沟通的效果，“如何说”比“说什么”更加重要。正因为非语言沟通的信息往往是自然流露的，而言语信息则容易被说话人的意识控制，因而人们更倾向于相信非言语信息的真实性、说服力和暗示作用，也更容易关注和捕捉非言语信息。研究表明，在日常沟通中，93%的信息是通过非言语途径来传递的。对于沟通中的医护人员而言，能够善于"阅读"并理解患者的非言语信息非常重要，而有效利用非言语信息表达对患方的尊重、理解和支持则更为重要。特别要注意的是，非言语信息还存在模糊、有歧义的特点，存在被解读的多义性。因此，对于患方在沟通过程中流露的非言语信息，除了要关注、解读之外，还需要联合运用其他的沟通技巧，与患者及时确认相关信息的真实性和准确性。

请记住肢体情感研究专家 Dacher Keltner 所说的："今天我们只需要简简单单地碰碰别人的前臂，肢体接触的接受者就能区别出感恩、怜悯和爱。"

对于一些具体的非语言沟通的方式和技巧，现有的沟通教材中有很多阐释。比如飞快的语速和过于响亮的声调都会给患者不安全的感觉，尤其是医生和患者对于某些问题的看法不一致时，医生应该注意控制语速及声调，不要在情感上进一步刺激患者；触摸是一种非常有感染力的非语言沟通方式，平时我们用它来表达包括亲切、关爱、支持、信任等多种情感。在特殊场合，触摸本身就可以有一定的治疗作用，然而，使用触摸的方式和时间必须合适，要考虑患者的敏感程度和医师职业行为准则。

对于一个有正常生活经验的医护人员而言，非语言沟通的理论、方法和技巧并不玄奥，缺少的只是有意的关注和合理的应用。

病史采集

“疾病”是用病理生理学术语解释“患病”的生物医学原因，是超越了个体差异性而存在的“客观真实”。显然医护人员的职责是寻找疾病潜在的症状和体征，对患者的疾病做出诊断是其传统且核心的任务，这些也是医护人员职业教育所赋予的知识和技能。医护人员首要的任务是进行诊断和鉴别诊断，收集临床证据，“拂去”患者在叙述病史过程中的各种含糊不清和似是而非，以科学家的严谨和职业人的敏锐发现纷繁症状背后的“科学规律”。这是一种认识世界和改造世界的通用模式和逻辑结构。

“患病”则是患者个体独特的病痛体验——每位患者如何感知、体会和应对他们的疾病过程，这是一种极具个性化的认知和情感过程，所谓“不幸的人各有各的不幸”。患者的看法不像医护人员的知识和技能那样遵循着一定的标准、指南或者规范，而是受到他们的人生经历、知识层次、健康观念甚至种族文化、宗教信仰等诸多个人和社会因素的影响和限制，包含着他们对其生活事件的反应、对自身遭遇的解读，以及对得到帮助的期盼。需要特别关注的是，这些个性化的感受都会对其就医过程的体验、治疗方案的选择、治疗中的依从性和治疗效果的评价等产生十分重要的影响。

重要的是，“疾病”和“患病”对于一位患者的诊疗过程而言是同时存在的，在前文我们详细地描述了医患之间的这两种“知识”。神奇之处在于，医护人员通常认为“疾病”具有科学的属性，可以通过各种问诊、体格检查、实验诊断或者辅助检查来收集各种临床证据，进行科学的诊断和鉴别诊断；而对于“患病”的问题，因为同样的疾病可能在个体间存在迥然不同的体验，没有“科学性”，不具有规范性和典型性，因此也无法统一处理，最好的做法就是视而不见或者尽量回避！

当两种“知识”之间无法交汇融合时，医护人员的“理性世界”和患方的“感性世界”之间就会发生冲撞和对抗。显然，只有医护人员把掌握的知识和拥有的技能，融合聚焦于患者身体上的病痛和精神上的磨难，才能最终实现现代医学“安慰、缓解和治愈”的目的。这两个“世界”存在显然的主次之分，医护人员的知识世界只是提供外在的工具和方法，而解除患者的病痛和磨难才是要达到的最终目的。只有找准患者身体和心灵上的“痛点”，才具有评价工具和方法运用是否有效的前提。工具和方法不是目的，治愈才是。

毋庸讳言，在这两个“世界”的交融中，医护人员显然具有更大的责任。他们需要时刻穿行于两个不同的世界，既要充分探知患者的内心世界，又要结合脑海中的问题清单进行不断的验证。两种逻辑和两条线索在沟通行进的过程中不断交织，顾此失彼在所难免，而简单或者偷懒的做法就是“择一而行，不问其他”。正因于此，病史采集中常见的做法就是由医护人员主导问诊的过程，对照诊断或者鉴别诊断的“问题清单”，一项项问下去。这样的结果就是，医护人员所关注、所询问的全是关于“疾病”的问题，而“患病”的问题，因为对于医护人员而言“不是问题”，“所以没有答案”。以问诊为主线的病史采集过程只关注了所谓疾病科学的部分，而患者生活中患病的苦难成为有意或者无意遗漏甚至不值得关注的部分。正所谓“眼中有病心中无人”，“两维的弹道只有一维的坐标系”。在“生物-心理-社会医学模式”之下，何言服务质量和患者体验，更遑论以患者为中心的诊疗服务模式了。

病史采集【6】

在《医患沟通技巧》中，作者精准地描写道：

“传统病史采集方法最大的优势在于用科学的方法对待患者。毫无疑问，对疾病潜在原因进行分类的方法为后来的医学科学发展积累了重要的信息，铺平了道路。它第一次真正地使精确的临床诊断成为可能，并且使得病理学家能够为临床医生的诊断提供反馈。它提供了一种共同的语言系统和统一的医学方法。

“同时，传统临床方法也为医生提供了一种明确的病史采集和记录方法，以及一种精心构建的模板，做出诊断或者排除生理疾病。它将一个非常复杂的过程简单化并统一起来，避免遗漏关键点，并能够将从患者那里得到的资料表现为一个标准化的相似形式。”

而传统临床方法的优势也是其劣势所在。由于临床诊断需要医疗客观性，因此传统方法越来越专注于人体功能失调的个体部位，而且这一关注过程甚至细化到细胞乃至现在的分子水平上。但是这种非常超然的客观性很容易忽视患者是一个整体这一事实。正如 Cassell（1985）所言：“患者个体的忧虑被弃置一旁，而只关心器官的功能。”

吴国盛教授曾感叹说，实验室里培养那种审讯与拷打的精神（冷血文化），培养一种审判思维。形式逻辑有一个排他性原则，即你一旦承认这个标准的、客观的、理性的、受控于实验的、找到真理的路径，那么，那些温情的、诗性的、体验的描述都不是科学指标。认同科学化，意味着清除或减弱人文化，意味着确认职业冷漠的合理性，这恰恰背弃了科学的怀疑精神，人文化的、反思的、怀疑的精神就被扔掉了。

因此，所谓“科学的方法”不能无视疾病对于患者的意义，并应当将疾病置于患者的生活和家庭背景中去。“科学的方法”既要收集和关注那些可以被测量的客观指标，也应当将患者的感受、思想和忧虑等无法量化的主观内容纳入到病史采集的过程当中。

实践中，这种被医护人员“高度控制”的医患沟通过程，原本希望可以提高病史采集的效率和准确性，却往往会产生一种被戏称为“对了医生综合征”（“By-the-Way-Doctor Syndrome”）的情形，即在病史采集和体格检查都完成了，医生也开具了检查单和处方，患者走到诊室门口即将要说“再见”的时候，他突然回过头来认真地说：“对了，医生（by the way，doctor），我还有……”无疑，出现这种情况是非常让人沮丧和郁闷的，它预示着之前的病史采集过程可能是失败的，或者存在巨大的信息遗漏，抑或至少患者认为他就诊过程中有一些问题和要表达的意见没有完全表达出来。

所以，在某种意义上，在病史采集阶段花费的时间越长，在后面的沟通过程中节省的时间就会越多，反之亦然。

病史采集的定义【6.1】

> 病史采集是医护人员通过患方对疾病发生、发展过程以及个人患病体验的充分陈述，实现与患方对于疾病和患病信息达成共同理解的沟通过程。

病史采集是两种“知识”的交流和分享过程，也是两个“世界”的交汇和融合过程。正是“疾病”＋“患病”构成了一个完整的患病的人，让医护人员眼中的患者变得真切起来、生动起来，完全脱离了福尔马林的气味，不仅有血有肉，而且有灵有魂。对于患者和亲属而言，医护人员不仅知道了他们肉体上的痛楚，还懂得了他们精神上的煎熬、生活中的苦难，能够进入他们真实的内心世界，理解他们与疾病抗争的过程并为之感动，这是何等的温情和悲悯。在患者最脆弱的时候，医护人员实现了“与患者同在”。

肉体和灵魂是哲学家们两千多年来一直探讨的重要话题。柏拉图所谓“带着肉体去探索任何事物，灵魂显然是要上当的”，对于源于肉体但需要通过灵魂来感知的疾病来说更是如此。

对于医学科学来说，通常认为疾病具有一般规律，并且不会随着时间和地点而随意改变；尽管存在个体差异，但人体的结构和生理过程基本相同，不妨碍我们对某种疾病的理解，所以才会形成科学的、规范的，甚至是路径表单化的诊疗方式。医学知识的发展使我们对疾病的认知增加了新的内容并出现了新的治疗手段，规律性和普遍性一直是医学科学努力的方向，效率和成本也是其中需要考量的重要问题。

自20世纪60年代以来，社会建构论的学者们一直为如何解释疾病而努力，他们强调个体周围的社会文化因素和生物学病理机制共同作用，对传统的完全从医学科学的角度认知疾病和诊疗疾病提出挑战。他们认为人是在特定社会背景下的个体，与其所处的社会制度、经济状况，以及拥有的宗教信仰、传统习惯等密切相关。当个体的身体出现异常时，他的个人体验必然会受到所处社会环境、生活状态、健康观念和经济状况等诸多现实情况的影响和限制，进而限制了他对期望治疗方案的选择和可能结果的预期。因此，患者个人的疾病解释模式与医护人员基于群体的疾病认知模式显然不同，这些不同不仅会影响认知疾病，更会影响后续诊疗疾病的临床决策。每一个患者都是在自身的病痛体验过程中，与社会和生活进行协商和妥协的。在这样的过程中，显然不会有完全相同的疾病和完全相同的诊疗方案，“一千个人的阑尾炎”也就会有一千种个性化的治疗方案。所以，临床病史采集的过程不仅仅是寻找临床证据的过程，也是认知、理解、诠释和体验患者病痛的过程，是实现临床医学一般性和患者疾病独特性相结合的过程，是探寻疾病对于患者“意义”的发现之旅。

医生：您好，我看您精神状态不太好，是因为牙的问题吗？［观察患者，表达关切］

患者：是的，我老公去世以后，我睡眠一直很差，再加上晚上牙疼，而且还越来越厉害，我就更加睡不好觉了。

医生：哦，那确实是人生的一道坎，有多长时间啦？［表达理解和支持，询问时间］

患者：37 天了！他就是该死，“三高”高得那么厉害，还天天喝酒，喝醉了一跤下去摔出脑梗（死），还没到医院人就没了……

医生：哦，这样啊。您这 37 天晚上后牙都一直疼吗？［表达理解，确认时间］

患者：是从第 35 天开始疼的。我老公死后，我天天晚上写日记，所以记得很清楚。当时我看到了他从老家出差回来给我买的花生糖，特别难过，就拿出来吃了一个。那种糖很硬，当时我就觉得后牙硌了一下，有点疼，后来就疼得越来越厉害了……

倾听病患故事【6.2】

病史采集应当以患方的陈述为主，医护人员应当认真倾听患方的陈述。

国际倾听协会（International Listening Association）将倾听定义为接收言语信息及非言语信息，确定其含义和对此做出反应的过程。

倾听是病史采集中医护人员必须掌握的、特别重要和关键的沟通技巧，或者说是医护人员实现良好沟通的最基本技能。它首先要求医护人员能够接收患方传达的信息，不仅有语言的，还有非语言的；然后能够对接收到的信息进行甄别和筛选，收集一个完整病史采集所需要的“疾病”和“患病”的内容；最后还要让患者知道你已经了解了全部信息。周毅教授在其主编的教材里认为，倾听有五个层次，即：最低层次是“听而不闻”，如耳边风；其次是“虚与委蛇”，如回应“啊……是的，是的……好”，虽有反应，其实是心不在焉；再次是“选择性倾听”，只听那些符合自己口味的，其余的便拒之于耳门之外；然后是“专注地倾听”，或许对方的每句话都印在了大脑里，然而不一定听出了对方的真意；层次最高的是聆听，也就是“设身处地地倾听”。良好的倾听需要的不仅仅是沟通技巧，更需要一种情感投入，甚至是医护人员的“深情扮演”“入戏”，正如叙事医学中对医护人员叙事能力所描述的，“认识、吸收、解释，并被疾病的故事感动而采取行动”。

医患沟通中的有效倾听应当包括以下方面：

其一，接收信息意味着医护人员要清空自己大脑中原有无关的内容、想法和观念，静下心来，把自己当成一个“空的容器”，认真“听进”患方的故事，同时把对方的想法和观念先接纳下来装进自己的大脑中。沟通中的很多误解和冲突根源于我们总是带着自己的想法和偏见去听对方的陈述，不论是锚定效应还是刻板印象，都会影响我们接收新的信息。筛选符合我们预期尤其是接近我们第一印象的信息是人类大脑“认知惯性”的一种表现，这也是懒惰的一种表现，由此可能导致遗漏重要的信息和偏见。

其二，清空自己的大脑去接收患方的信息，并不代表我们全盘接受对方的观点。但是如果不全面了解对方表达的想法，后续何谈在了解基础上的观点分享呢？正如法律人常说的，我不同意你的观点，但我会捍卫你说话的权利。这句话在病史采集阶段显得尤其重要。如果我们不能听到患者对疾病发生、发展过程“异想天开”的揣测、对治疗预期“不切实际”的渴望，又如何在病史的采集过程中甄别患者，如何结合患者的心理需求确定目前符合其状况的治疗方案呢？有时候这样做并不容易，尤其是患者的观点显得过于繁琐、离奇或者时间比较紧张时，这确实考验医护人员的职业素养、对患者的人性关爱和有效的沟通技巧。对患者而言，把自己遭受病痛的磨难说出来本身就是一种“解脱”，很多时候“无法言说比痛苦本身更加折磨人”。因此，让患者说出来，无关对错，“叙事与经历有关，与观点无关”。“在一个人最脆弱的时候，孤立无援很多时候才是痛苦的本质。”疾病是最大的不幸，而疾病中最大的不幸是孤独，是关于疾病无人在意的痛楚。

其三，在接收了信息之后，要给对方一个接收到信息的信号，表明在整个患方讲述故事的过程中，医护人员一直“在场”，比如“刚才您说了……我说得没错吧”。倾听也是一个互动的过程，需要完成信息传递的闭环。所有沟通中效果和效率最差的情形就是，两个人说了半天甚至吵了半天，最后发现双方说的原来不是一件事，“我跟你说的问题完全不是一个概念”，这是一种最应该避免也很容易避免的沟通技术问题——“风马牛不相及”，共识来自于基本假设之上对于不同信息的共同理解。当然，表达信息接收的方式除了明确的言语总结之外，一个眼神、一个动作甚至特有的沉默都可以，“辅助性回应”的关键是要让对方知道。倾听是医护人员“见证”患者苦难的过程，而表达感受才是医护人员进入患方的世界，与患者感同身受，表达理解和支持并获得患方信任的关键。

对于大部分人而言，“说”是本性。美国著名的心理学家卡尔·罗杰斯（Carl Ransom Rogers）说，聆听别人说话是一件非常困难的事情。它首先需要我们对说话者怀有敬意并由衷地关心。我们在聆听别人说话时不仅需要用耳朵，还需要用眼睛、思想乃至想象力。想做到倾听并不容易，要始终保持心灵的弹性和包容，不然，“就算是事实跟你打了个照面，你还是压根看不见”。

没有不会说的病人，只有不会听的医护人员。很多医护人员都不是好听众。出现问题的原因和解释最常见的包括没有时间、没有必要、患者废话太多、患者不愿意说，等等。这其中的每种解释都代表了一种不良的倾向性。必须杜绝无精打采、神游天外、焦躁不安、无动于衷的“假听”，要把你的时间、心思和情感都放到听上。这确实很困难，但是很有价值和意义。个体化的患病过程和体验对于理解个体的痛苦是至关重要的，可借此理解疾病对于每位患者的“意义”。在诊疗结束时发生“对了医生综合征”是病史采集阶段最应当避免的问题，这种“综合征”的出现意味着医护人员的病史采集过程存在严重缺陷，使得整个门诊医患沟通的场景、结构都发生了错乱，严重影响了医患沟通的效率和效果。

从人际交往的角度来看，只有当双方的关系和信任达到一定程度之后，对方才会向你真正地敞开心扉，讲述内心深处的故事和感受。如果你的患者能够把他与疾病相关的故事和忧虑向你讲述，希望你能够“见证”他的过往、倾听他对未来的规划和理解，这是他对你完全信任时才会有的举动，作为接诊的医护人员，这应该是一种荣幸和责任。恰如苏格拉底说过的，一个只需要请你治疗头痛而不肯将灵魂交给你治疗的人，你大可不必为他治疗。

最后汇总强调一下美国巴尔的摩的 COMSORT 机构列出的关于倾听的十条技巧：

（1）不要轻易把患者的话打断，让他把话说完。

（2）注意跟踪并探索患者在谈话中流露的一些可能很有意义的线索。

（3）在患者说话时给予支持性的反馈信号，如“嗯”“请讲下去”等。

（4）对患者发问采用开放式提问。

（5）运用反应式回答。

（6）检查自己的理解准确与否。

（7）确定患者的治疗期望。

（8）对患者的感受给予肯定。

（9）善用目光与患者沟通。

（10）在谈话结束时，询问患者是否还有别的事要说。

推荐的沟通结构和主要技巧【6.3】

病史采集打开方式【6.3.1】

首诊的病史采集应当以开放式问题开始。

复诊的病史采集应当关注上一次诊疗后的疾病变化、诊疗效果和患方的体验等。

开放式问题是导出一个探寻的范围，而不过分限制或聚焦于回答内容的问题。开放式问题会将患者引向一个特定方向，但是允许患者的回答更为随意，让其有机会在一定范围内自由发挥，甚至偏离主题，在讲述事实的过程中夹杂自己的体会、感受和期望。

封闭式问题是用来确认信息、澄清事实、缩窄讨论范围的一类问题。封闭式问题可以提高沟通的效率、提升沟通信息的准确性、把控沟通的主动性，但是它限制了问题之外可能存在的其他信息，让提问者过于强势，而回答者过于被动。

所谓“开放”和“封闭”，两者本身并没有本质上的区别。有学者认为只能简单以“肯定”或者“否定”进行回答的问题是封闭式问题，实际上未必尽然。两者最核心的区别在于是否允许患方自由讲述“故事”甚至存在跑题的可能性，而不在于答案本身。另外，纯粹从沟通技巧的角度而言，开放式问题和封闭式问题本身也无优劣之分，在特定的情形下常常联合应用、相互交替，共同发挥各自的作用。但是在病史采集的沟通场景下，我们强调医护人员要以“开放式问题”开始，这代表了一种以患者为中心的病史采集方式，强调两种“知识”的交流和两个“世界”的融汇。

研究表明，50% 以上的患者在就诊前都有特定的问题要问医生。若病史采集的过程以一个封闭式提问开始，会立即导致整个病史采集阶段沟通风格的形成和确立，患者一下子就处于被动和消极的地位，进入被动回答问题的状态，等待医护人员问更多的问题，而其心中藏着的疑问和困惑一直在翻腾，可能会影响其思考和回答问题的情绪。随着病史采集进程的推进，隐藏于患者内心深处的疑问和困惑会越来越强烈，只要有机会，患者都会尝试着要表达出来。若此时还得不到医护人员的关注和给予的机会，这种欲望和冲动所带来的心理压力就会逐渐干扰患者在回答问题过程中的注意力和情绪状态，直至影响医患互信。

并不存在适用于所有门诊病史采集场合的开放式问题，这需要接诊的医护人员根据诊疗过程中的实际情况和观察的结果做出灵活多变的选择。判断的标准应当是“要有足够的宽度和包容性”，使得所提出的问题足以让患者从疾病本身和自身感受两方面来讲述就诊的理由。

对于复诊患者，“开场白”同样要尽可能“宽泛和包容”，让患者有打开话题的空间。“上次吃完药效果怎样”这样的问题使得与药物无关的很多新的症状和问题被有效地屏蔽掉了，而“上次诊疗回去后情况怎么样”这样的问题显然给了患者更多的表达空间。在患者回答了“没有新的变化”后再接着问“上次吃的药效果怎么样”，就属于进一步缩窄沟通的范围、逐步明确各个重要信息的沟通技巧。

医护人员在提问之后，需要给予患者1～3秒思考和回应的时间。长久以来，患者在就诊时多已习惯了被医护人员一个个问题追问下去，当突然把一个开放式问题抛给患者时，一些患者，比如受教育程度较低或者不善于表达的患者反而不太习惯。此时，接诊的医护人员给予患者反应的时间和鼓励支持显得尤为重要。

辅助性回应【6.3.2】

> 医护人员应当鼓励患方全面讲述疾病发生、发展的过程，辅助性回应患方对疾病的感受、对治疗结果的期望以及对未来健康状况的担忧等，不要随意打断患方的讲述。

辅助性回应，这是用来鼓励对方持续讲述故事的一系列特定的技巧。所谓“一系列”，是因为用于鼓励对方持续讲述故事的技巧有很多，比如语言上的“嗯”“哦”等象声词，或者重复对方讲述的内容（“一点也不痛？”），或者表明自己的感受（“你真能忍！”）；还可以用非语言的动作和表情（点头、靠近患者、轻拍患者肩膀），甚至没有任何语言和动作，以一种沉默来表达支持等。这些都是可用的方式。任何有助于让患方对他们已经谈到的话题继续讲述的做法，都属于辅助性回应。

如前文所述，倾听别人是一项非常重要的沟通技巧。倾听不是消极被动地听人说话，“带着耳朵就行了”是一种错误的认知。倾听是一种全身性运动，需要调动所有的感官甚至身体动作参与其中。听的过程中要获取言语信息、情感信息，但这只是开始，在此基础上还需要让患方感受到医护人员认真倾听的态度和心灵相通的情感，要以各种辅助的手段鼓励患方继续说下去。

Rita 说：“我需要紧随患者的叙事线索，找出讲述中使用的隐喻和意象，容忍随着故事展开而出现的含糊性和不确定性并识别弦外之音，同时根据同一个患者讲述的其他故事来理解这个故事。因此，对医护人员来说，这是一个不小的挑战，既要听进去患者讲述的故事，还需要快速地用力思考，并能够融入故事中，被患者所感动。这需要熟练的专业知识、对生活的想象力，以及对患者发自内心的关爱和尊重，也是上述能力的综合体现。”

可见，辅助性回应是一种“沉浸式”、“设身处地式”倾听的具体体现，是要把自己融入对方的故事中，充分吸收患方所要表达的信息和感受。需要强调的是，医患沟通的过程与纯粹的观看表演存在显著性的差异。观看表演是非参与性的，观众没有沟通表达的任务；而在医患沟通过程中，医护人员除了要倾听患方的故事外，还肩负了倾听者的主体性和任务性，是沟通过程中的一员，“有角色和任务”。倾听只是一种手段，目的是更好、更全面地获取患方关于疾病的信息。因此，当患者的讲述需要引导和鼓励从而得以进行时，以辅助性回应的方式让沟通进行下去是医护人员当然的职责。此刻的医护人员颇有点苏格拉底所谓“接生婆”的意味，但是此处“接生”的不是关于自然和人性的知识，而是存在于患方脑海中的记忆和心中的情感。因此，辅助性回应是通过表明自己在场、获取信息、表达感受，进而推动沟通过程的一种技巧。

运用辅助性回应，需要将患者引向何方呢？显然获取全面的“生病十患病”的信息是最终的目的，具体范围可以概括为以下几个方面：

- 想法和观念：患者对疾病的原因、患病的影响，以及关于健康和哪些影响可能有助于健康的一些观念和想法。
- 忧虑：患者对症状意味着什么感到担心。
- 期望：患者希望医生怎样来帮助他，患者本次就医想得到的结果。
- 对生活的影响：患病对患者日常生活起居的影响。
- 感受：患者的问题所导致的情绪。

最后，强调倾听和辅助性回应，其中最需要注意的就是不要轻易打断患者的讲述。叙事就是让一个人理解另一个人随时间展开的故事，并与之产生共鸣。这与经历有关，与观点无关，无涉对错，更不需要及时和必要地纠正“错误”。在传统的以问诊方式进行的病史采集过程中，医护人员掌握了沟通的主动权，所期待的最大直接收益是提高病史采集的效率，但是现有的临床沟通研究表明，这是一种错觉。医患沟通的过程除了病史采集之外，还有其他几个部分，因此，考察门诊医患沟通的效率时要把所有沟通部分的时间加起来整体考虑，毕竟患方该问的问题和想表达的焦虑终究会被说出来，只是在另外的沟通场景里而已。“爱是耐心和友善”，在病史采集这个门诊医患沟通极为重要的阶段，应当把诊室打造成患方表演的舞台，把自己定位为辅助沟通的角色，让患方充分演绎出疾病在其生活中本来的样子。

筛查并澄清问题和细节【6.3.3】

医护人员应当及时筛查、澄清患方在讲述中表达不清晰或者值得关注的信息和细节，对于患方表达的患病体验给予理解和支持，不应当贬损患方对疾病的认知和主观体验。

筛查是从患者讲述的存在两种或以上不同含义的信息甚至自相矛盾的信息中，按照一定的顺序提示患方进行逐步明确的沟通过程。

澄清是针对患方讲述中模糊、不清晰的信息，或者缺少了重要细节的信息，提醒患者进一步解释说明或者补充说明的沟通过程。

如同辅助性回应一样，筛查和澄清都是在倾听患者讲述患病过程中，需要医护人员发挥沟通作用的重要技巧。前者是为了让故事更好地讲述下去，而后两者则是为了消除存在的不完整、不清晰或不确定的信息。

患者不是医学专业人员，不会把患病的故事以科学严谨的方式再现出来。虽然在门诊诊疗的沟通场景中，不时会遇到在就诊前经过充分思考准备的患者，甚至还有带着手写“小抄”来就诊的患者，能够非常冷静、完整且有条理地向接诊的医护人员娓娓讲述患病的整个过程和心中的问题，但对于大部分患者而言，常见他们紧张而又迫切地想诉说患病的故事，一边讲一边想，无暇顾及科学性和条理性，一些原本想好要说的重要信息也常因为紧张而忘却。因此，此时的医护人员“既要听进去患者讲述的故事，还需要快速地用力思考”，用自己的条理性来帮助患者整理信息，发现患者思维不清晰或者被遗漏的地方，从而更好地再现疾病本来的面貌。

筛查和澄清都是刻意与患者进行信息核对的过程。筛查更强调对混淆或者多重信息进行确认，而澄清则更多希望患者进一步的补充和明确相关的信息。在一些医患沟通的教科书中，没有区分这两种技巧，而是将其都纳入澄清的技巧之内。

在医患沟通的过程中，经常会发现一些患者对疾病的主观感受过于强烈、夸张甚至“异想天开”。对于此类信息，除了涉及后面要讨论的“甄别”患者的问题之外，特别强调的是，要与患方尤其是患者本人进行筛查和澄清。当就诊的患方有多人在场时，患者本人或者其陪同亲属夸张的病情讲述往往隐含着某些特定的目的，比如期待传达对患者本人或者治疗的特别需求，但是这些内心真实的想法又不便于直白地表达出来，讲述人便会通过这些夸张的方式来暗示这种强烈的内心需求。此时，如果医护人员完全从科学或者理性的角度来理解和应对这些问题，甚至对讲述人表现出漠视或者贬损，则显然是缺乏生活经验的表现，更是未能听懂讲述人所想表达的“言外之意”和“弦外之音”，未能完全进入患方所渲染的氛围中，也最容易导致医患冲突。因此，在沟通过程中，医护人员不仅要与患方确认其所传递信息的真实性，同时还需要及时确认他们讲述这些信息时所传递的内心真实、强烈的情感。

医生：您刚才说您的这颗后牙疼得比较厉害是吗？［澄清问题］

患者：哎呀，大夫，可不是吗？简直了，我都没法活了！我生孩子的时候都没有怎么痛过，快一个星期了，您说……

患者丈夫：都疼了好几年了，每次我最忙的时候就疼，还死扛着不到医院，简直活受罪，我也受够了！

医生：都好几年了？以前也痛过是吗？［继续澄清问题］

患者：那是右边的一颗大牙，好像三四年前疼起来的。当时还不算太痛，我在我们小区楼下一个小诊所看的。当时那个大夫说牙神经坏了，要补一下，拿那个牙钻磨了半天，又酸又疼，当时特别难受。然后过了一个星期，她又拿了个细长的针对着里面扎，疼得我差点从椅子上蹦起来。大夫给我打了麻药，我也不敢治了，到现在还是一个窟窿呢！

患者丈夫：别提了，把我气得够呛，还不让我去找那个大夫。她一牙痛，这家里的日子就没法过了，所以今天这牙必须拔了！

医生：哦，我初步听明白了，之前是右侧牙痛，治疗过程不顺利，就害怕看牙了。现在要看的是左边的这个大牙，有剧烈的疼痛，大约一个星期了，是吧？［把澄清的问题汇总，与患方确认］

聚焦＋总结反馈＋询问补充【6.3.4】

医护人员应当逐步聚焦患者的问题，阶段性总结患方陈述的信息，与患方进行确认，并询问患方是否还有需要补充的重要信息。

聚焦是结合患方讲述中的诸多信息，以及主诉诊疗的需要，有选择性地挑选重要信息，与患方逐一澄清确认的过程。专业的医护人员在病史采集过程中，心中都会有一个问题清单，尤其是对于需要鉴别诊断的问题，就是要把一些关键症状进行区分鉴别，去伪存真。因此，聚焦的过程就是结合“清单”中的关键问题，不断抽丝剥茧，从而明确最关键的问题所在，为后续的体格检查或者辅助检查寻找要点、匹配手段，厘清方向和目标。

总结反馈是医护人员对患方讲述的信息经过筛查、澄清和聚焦后，进行汇总并向患方反馈的沟通过程。反馈的目的是希望患方对总结的信息进行确认，从而实现医患双方对于沟通信息的共同认知，实现信息有效分享。

询问补充是在已有的信息经过总结反馈并与患方确认之后，就与此相关联的信息，以一个新的开放式问题开始，进一步探寻患方是否还有重要信息遗漏并予以补充的沟通技巧。

上述三项沟通技巧当中，总结反馈是信息沟通环路中的重要枢纽，是沟通过程中刻意采取的极为重要的一环，它代表着阶段性沟通成果的出现，并且只有通过总结反馈，沟通才称得上是双向互动的过程。总结-反馈不仅仅是一个沟通技巧，也具有沟通结构的作用，通过周期性的“总结-确认”的循环，让沟通的过程形成一个个小的闭环系统，一次解决一个或几个小的问题，并由此不断稳步向前推进。另外，上述技巧在具体的应用过程中，还需要明确和强调以下方面。

总结反馈的价值在于它可以及时有效地检验医护人员是否真正准确地理解了患方的所讲所想，即“你不仅仅是在认真地听，而且是真的听懂了”；也让患方有机会整理核对他们所表达的信息，并有机会纠正和补充信息传递过程中的误解和遗漏，具有及时的纠偏功能。不仅如此，及时的反馈是表明医护人员“在场”的最佳证据，使其更容易取得患方的信任，也让患方因为重要的信息得到有效传递而感觉到轻松和满意，让其对后续的沟通和诊疗过程充满信心，提高依从性和安全感。

总结反馈的要点在于一定要从疾病和患病两个方面去总结反馈患方的陈述，这显然是科学知识和生活知识的融合，也正是患者所期盼的。总结反馈的内容不仅仅包含客观的临床症状，还包括医护人员感受到的和要表达的情感。总结反馈应当是积极的和充满建设性的，如同情和理解、认同和赞美、鼓励和肯定等。医护人员结合患方具体问题表达出来的个人感受和理性思考显得真实而友善，是迅速拉近医患之间心理距离的最有效方式，是提升患者就医体验的最佳实践。

总结反馈的沟通结构作用在于让医护人员有效控制沟通的过程，承上启下，通过总结的内容和脉络，让医患双方都清楚当前沟通所在的位置，及时调整沟通的节奏。同时，总结反馈的过程也是一个寻找新的沟通方向的过程，给医患双方留出思考的空间，确定下一步的沟通方向，推进沟通过程，提高沟通效率。

询问补充则是在总结反馈之后自然伴随使用的一个沟通技巧，常采用的问题是：“我刚才说的您还有什么需要补充的吗？”伴之以相应的停顿和眼神关注，是期望和鼓励患方继续讲述，而不是医护人员过于主导病史采集过程。它像一种辅助性回应，邀请患者并为患者营造继续讲述他们的问题和想法的空间。Jonathon Silverman 等认为，如果医生太晚询问患者“您还有其他问题吗”或者“您还有其他担忧吗”，就别期望得到积极的回答。医生只有在结束过程开始之前就询问患者最后有什么担忧，而不是临到结束再问，这样最后的问题才能得到有意义的解答。

至此，从一个开放式问题开始，经过辅助性回应、筛查、澄清、聚焦、总结反馈，就会形成一个完整的被称为从“开放到封闭的圆锥”（open-to-closed cone）的沟通过程。这是一个尽可能多地获取信息、采用一系列技巧筛选信息、与患者确认收集到的信息并达成共识的过程，最后的询问补充让圆锥更加完整而封闭，从而推进医患沟通的过程。

本指引一直强调，病史采集的过程是鼓励患方讲述故事并发挥其主动性的过程，但在实质上，这个过程的主导者依然是医护人员，只是医护人员主导的方式不是主导“追问病史”的过程，而是借助于沟通技巧把控沟通的脉络和进程的过程。通过聆听故事完成病史采集的沟通过程，在形式上给予了患方足够的机会表达自己的想法和真实感受，在人文上使得医患之间有了情感的交融，展现了医学的温度和温情，从而实现更好的医患互信，使医患共同面对疾病。但这种病史采集的方式给医护人员带来了很大的挑战，要求他们不仅在内心深处对疾病的科学知识有着深刻的理解，还需要结合患方讲述的患病过程让知识灵动起来、活学活用，要能够驾驭病史采集的过程又不影响患方的充分发挥，真正把沟通的过程变成艺术。

医生：张女士，我看您的病历首页上写着职业是律师，律师都是很忙的，怎么今天来看牙啦？［开放式问题］

患者：您的眼真尖，看来也适合做律师啊！我左下这颗智齿最近又发炎了，把我折腾坏了，现在又明显肿起来了，估计明天开庭都困难了。

医生：嗯，是的，左边脸是有点肿。［重复信息，辅助性回应］

患者：我大学刚毕业的时候，因为一件案子连续加班熬夜，这颗牙就开始发炎了，当时也疼得厉害。后来我去律所附近的××医院口腔科看了，大夫说这颗智齿长歪了，不仅顶着前面的牙，下面还包着神经，要是拔的话估计前面的牙保不住，神经也够呛，所以我吓得没敢拔。这都过去十几年了，这颗牙发炎了好多次，每次都是吃抗生素或者急诊处理一下，忙的时候硬扛几天也就过去了，但是这次好像比以前厉害，脸肿了。

医生：一听您就是个老病号，把智齿冠周炎反复发作、患病的过程和这颗牙的拔除风险说得这么专业，我说得没错吧？［初步总结反馈，并询问补充意见］

患者：可不是，这些年我看这个牙的病历都有厚厚一摞了，您这儿急诊科的大夫估计都认识我了。

医生：刚才您好像说这次发作比之前都厉害，为啥啊？有什么特殊情况吗？［以新的开放式提问澄清问题］

患者：这次也怪我自己，大意了。上周出差去哈尔滨，当时就觉得冷，再加上因为案子连续加班，感冒加上熬夜，冠周炎很快就连上了。结果也没时间吃感冒药，也没带抗生素，硬扛了三四天，再回来吃药就晚了。再赶上这边的案子要准备开庭，又耽误两三天，结果就成这样了。

医生：哎呀，当律师真够忙的，疼不说了，脸都肿成这样了还坚持办案实在不容易。看来这次是因为感冒引起的，前后有七天了，后面三天吃了抗生素，但是显然效果不好，只能来医院找大夫了。［再次总结反馈，承接后续的沟通过程］

病史采集完成【6.3.5】

当医护人员整合患方陈述的关于疾病和患病的信息，总结完整病史所需要的全部信息并与患方确认，且患方没有需要补充的其他重要信息时，病史采集完成。

19 世纪发明听诊器的法国医生雷纳克曾说：“倾听患者的诉说，因为他们在向你提供诊断的依据。”研究显示，80%的医生单凭患方的讲述即可得出正确的诊断，但是这个过程不是靠“问”，而是靠“听”。病史就像是一块块“拼图”，就诊的医护人员从患方讲述的各种信息中经过筛选、澄清和确认，挑选出来关键的信息，并逐步放到自己关于疾病知识的诊断“图景”中，再通过后续的体格和辅助检查，最终形成关于诊断的完整“画面”。

不要让患者把话憋在心里，而要让他们尽早痛快地说出来。单单从信息传递的角度而言，这些话他们早晚都要说出来，要么在病史采集的时候，要么在医生说明病情、治疗计划和风险的时候，要么在他们将要离开诊室之前（“对了医生综合征”），还有可能在向医院相关部门投诉抱怨的时候。

总结与核对是医患沟通的核心技巧。医护人员通过向患者反馈自己的所听、所想，在沟通过程中实现信息和情感的交流与分享。它的意义不仅仅在于了解疾病和患者本身，还在于在门诊诊疗的场景中，为医患之间建立起互信合作的伙伴关系提供了一套具体可行的办法，让“以患者为中心”的服务理念有了落地的有效工具，让医患双方在交流和分享病痛体验的有限时间里建立起“战友”关系，为后续的诊疗过程奠定坚实的心理同盟基础，让和谐真诚的人际关系通过互动得以实现。特别需要强调的是，我们在病史采集阶段已经演示了这种互动的方式和意义，而在后续的沟通阶段，尤其是在说明病情、治疗计划和风险的阶段，这样的沟通互动具有更加重要的价值。

医护人员有一种独特的责任——既要倾听疾病的框架信息，也要兼顾患病的框架信息，对哪一方面都不能弃之不顾。

甄别患者【6.4】

病史采集是甄别患者的重要过程。

甄别是在患者叙述病史的过程中，通过其反馈信息的真实可靠性以及主观体验的逻辑合理性，来理解患者的精神心理状态与疾病发生、发展之间的因果关系，并评估其接受相关治疗的适宜方案和时机，从而尽早排除因精神心理因素对疾病的影响，避免治疗方案和时机的选择不当，尽可能减少医疗争议的发生。

“治病”总比“救人”来得容易。

中国古代战国时期的名医扁鹊有“病有六不治”之说，即：骄恣不论于理，一不治也；轻身重财，二不治也；衣食不能适，三不治也；阴阳并，脏气不定，四不治也；形羸不能服药，五不治也；信巫不信医，六不治也。

所有治疗方案都是个性化的，甚至用消费主义的观点来说，都是由患方选择而订制的。临床医学是一门科学，而如何把科学运用到具体的患者身上则是一门艺术，但是最终能够得到患者的全面配合、参与、理解并获得让患方满意的治疗效果则超越了科学和艺术。

全面、充分地了解患者“患病”的信息是困难的，因为这些信息本身可能充满了主观臆测、犹豫不决、不断变化和前后矛盾。在涉及任何突发的重大消息或者需要做出关乎生死的重大决策时，每个普通人可能都会如此，这很正常。但是，现实中，确实也存在少数患者对患病原因的解释超越了目前临床医学能够循证的范围，对疾病的主观感受无法用常规的认知和手段进行验证，尤其是当对后续治疗的期望以及希望通过疾病诊疗实现的主观愿望远远超越了现代医学技术能力所能达到的范围时，患者常常会感觉到现代医学技术的苍白和无助。此时，慎重选择现有的技术，尤其是充分知晓其与患者主观需求之间的差异是至关重要的，因为“技术”只有契合了“需求”，才会发挥最大的效用和价值。如果把“工具”用在了解决错误的问题上，则“工具”越利，导致的“危害”可能越大，也就越难以解决后续引发的问题，导致“纠纷”接踵而至。

可能会有"完美主义者"提出质疑，我们不是一直强调要以患者为中心，以解除身体和心灵之痛作为最高的职业追求吗？是的，医学的精神就在于追求不断进步，为解除身心之痛去挑战未知。但是，在临床上，我们见到了太多的"技术"与"需求"不相契合所导致的痛苦，那种"悔不当初""痛不欲生"的感觉，不论是对于患者本人、近亲属，还是对于接诊的医护人员，都会带来持久的身体上和心灵上的痛楚。因而，有学者说扁鹊的"六不治"更多的是基于对患者的行为评价和价值判断，并非纯粹的技术判断。

没有治不了的病，只有救不了的人！

防止"过早和过度"【6.5】

医护人员在病史采集过程中不应当过早就疾病诊疗的风险和预后给予评价和过度保证。

所谓"过早"，是指在医患沟通过程中，对于某些重要的评价和判断，在信息收集尚未完成、风险尚未进行告知和解释之前，或者在告知预后的时机到来之前，就过于简单、直接地告知评判结果的沟通情形。"过早"是从沟通时机上进行的评价，是指跨越了沟通的正常演进过程，把理应放在后面告知的信息提前到了当下。

所谓"过度"，是指在医患沟通过程中，对于某些重要的评价和判断，夸大了可能得到的积极结果，而故意低估或者忽略可能的风险和发生概率的沟通情形。"过度"是从治疗效果和风险发生概率方面进行的评价，医护人员对于"过度"的信息存在主观上故意或者放纵的心理。

病史采集的过程是收集临床客观证据和获知患方感受的过程，是"知"的过程，不是急于向患方下结论、"打包票"的过程，"剧情"还没有发展到那个程度，"没有调查就没有发言权"。"丑话说在前头"是一种科学的态度和精神，而把"保票打在前头"则是一种误导和风险。

不能为了迎合患方急切的心理需求，在还没有搞清楚问题时就给予过多和过度的保证；而所谓以患者为中心，必须以提供真实客观的信息为前提和基础。

与患方共情【6.6】

医护人员在病史采集过程中应当充分体现同理心。

医护人员给予患方充分表达的机会，认真倾听患方的讲述，尊重患方患病的体验，积极表达对患方的理解，愿意提供及时、专业的帮助等，是医学人文精神最直接的体现。

同理心（empathy），也被翻译成“共情”和“换位思考”，是指“能够把自己投射到他人的境遇中，想象并理解处在他人的立场该如何看待问题”，即体验他人的精神世界如同体验自己的精神世界一样，是一种思考和感受他人内心的能力。医患沟通的过程涉及信息交流和情感交流两个方面。同理心体现为在交流的过程中，对于对方所传递情感的认知、理解和回应的过程。具体而言，沟通中的同理心表现为以下三个方面。

第一，要能够感知到对方在沟通过程中所传递的情感。人类是一种情绪化的动物，时刻受到本人和他人情绪的影响。所谓情商，就是认知自己和他人的情绪并进行控制和应变的能力。有人说共情是人类进化的结果，人类之所以能够生存下来，是因为我们天生具有感同身受的能力，能够感知到同类的苦难并出手相助，所谓“乍见孺子将入于井，皆有怵惕恻隐之心”即是此意。

第二，要能够理解对方在沟通中传递的情感。认知只是第一步，进入对方的世界并感知所传达的情感才是更重要的。体现医学人文精神的医患沟通强调“深层扮演”，同情患者只是一种情绪性的反映，只有真正从患者角度体验对于疾病的感受并做出诊疗方案的选择，才是“以患者为中心”，才能体现医学的温情和怜悯。

第三，要能够结合所感知和理解的患方情感来采取行动，这是同理心的最终目的。医患沟通不是欣赏电影或者文学作品的过程，而是双方共同参与、共同应对疾病的过程，分享知识和情感的最终目标是实现在共同理解的基础上采取行动。

因此，丽塔·卡伦说："如果医生能够暂时放弃自己对世界的经验，有勇气去采取患者的观点看问题，从患者的角度去体验整个世界，这样就不需要亲历患者的痛苦体验，甚至都不需要为他感到难过，就可以理解他。"同情是对他人的担忧和怜悯，是一种自我的情感表现；共情是从他人的角度去感受、理解他人的感情，是分担和分享他人的感情，表达的是对他人情感的回应。在医患沟通中，我们强调要与患者共情，而不只是单纯地同情患者。

在医患沟通中，研究表明可以从六个方面评价医生是否有共情行为，包括：医生是否给患者提供了表达个人意见的机会，是否将患者视为一个对等的伙伴来对待，是否能表现出对患者观点的理解，是否尝试站在患者的立场上来考虑，是否对患者的观点表示出了兴趣，以及是否给患者压力。但是总的来说，医患沟通中的共情主要还是通过医护人员在沟通过程中的表现和特定的行为来彰显的。

经常有医疗机构宣传，对待患者要像对待"自家的亲人一样"。那么，医护人员与患者共情是否必须如此呢？研究显示，过度的共情可能会让医护人员产生过多的情感卷入和心理负担，更容易导致情感倦怠，造成共情疲劳。因此，提倡"有距离的关爱"是更加合理的选择。所谓"医者能医不自医"，现实中医务人员在为自己或自己的亲人诊疗时，时常会受到情感因素的干扰，尤其对于存在一定副作用或风险、痛苦的诊治手段，可能会犹豫不决，反而影响诊治。合理的情感距离是确保医护人员不受情感影响，协助患者做出合理选择的必要条件。

患者：丁大夫，这次无论如何我都要先做正畸，再做手术。您知道吗，从上初中开始，我们班上的同学就嘲笑我一嘴大龅牙，说我地包天、“猩猩姐”，从那时候起我就抬不起头来，特别自卑。后来上了大学我才知道，这是可以治的，但是花钱太多了。找工作因为这个也错过了好多机会，更不敢找男朋友……可以说到目前为止，我差不多被这口牙毁了，想一想简直连见人的勇气都没有了……

医生：谢谢您跟我说这些。确实您的错殆畸形和双颌前突还是比较明显的，但是看得出来您是一个非常坚强和非常优秀的女士，没必要为天生的容貌产生这么大的内心压力。[表达理解，给予安慰]

患者：今天见到您我真的特别开心！您知道吗，这么多年我从来没有跟别人说过这些话，之前见到一些正畸大夫我也没机会说这些。您真是太体谅我的心情了，我真是觉得特别温暖和感动，真的！不知道能否请您吃顿饭，我等您下班。

医生：谢谢您这么信任我，这是我应该做的。您的牙情况比较复杂，涉及正畸和正颌，在进一步完成检查前，我还不确定是否有能力接诊呢！吃饭就不必了，每个大夫对病人的治疗都会全力以赴的。[继续表达感谢，合理划定医患交往的边界]

患者：丁大夫，我真是特别期待您能赏光一起吃顿饭，就是表达一下我的心情，正好我还有很多问题向您请教。我就在诊室外面等着您。

医生：张女士，今天只是初步的正畸咨询，您的治疗计划还涉及正颌专家的会诊和讨论，远远还没到要开始正畸的程度。您的迫切想法我已经知道了，但是吃饭之类的事以后就不要再提了。现在可以跟分诊台约个影像检查和正颌会诊的时间，下一次过来再看看是否可以确定后续治疗的初步方案。[再次说明本次就诊的过程和目的，强调交往规则，保持合理距离]

患者：好吧，谢谢，那下次见。

临床检查

临床检查是一个验证与发现的过程，是遵照相关疾病临床诊疗规范和指南，对病史采集过程中的信息进行验证，或者借助于现代医学科学技术手段，发现新的临床证据、进行诊断和鉴别诊断的过程。在以操作为主的临床检查阶段，实际操作的医护人员需要履行法定的告知义务并体现人文关怀。特别是在有创性的检查操作过程中，医护人员需要评估患者对风险的知晓程度以及对损伤的承受能力，所做的沟通不仅仅是为了履行法律义务，更是为了实现医学在诊断病痛过程中该有的温情和慈悲。

今天，人们对临床医学的很多非议，很大程度上源于医护人员把患者的主观体验放到了一边不管不顾，使临床体格检查简单化，而对实验室检查等辅助检查过度依赖甚至使之泛滥。“医患之间的人际关系被高新技术、设备所取代，医患之间密切、频繁的人际交往、交流、信息互动，日益成为‘医务人员-机器-患者’的不良医患关系”。国际上将这种不良的医患关系称为“医疗公害”或“第四种社会公害”。这种“人机化”趋势，淡化了医患之间的沟通和亲密关系。医务人员被高新技术所主导，只注重有形的疾患，而忽视了患者心理、思想、感情以及社会因素等对健康的无形影响，导致一些心身疾病无法治愈，也导致医患之间情感交流贫乏、互信关系减弱，医患双方误解日益增多、矛盾不断。

在此，作者没有任何贬低实验室检查和辅助检查意义与价值的意思；相反，医学科学的发展正是体现在这些检查手段的应用上，而新的检查手段又会加深医护人员对疾病的不断认知，并最终造福于广大的患者。

需要强调的是，检查手段本身是认识疾病、辨别疾病的一种手段而不是全部，听取患者的主观讲述是获取疾病信息的另外一种重要手段，不可顾此失彼、有所偏废。同时，在采用客观的检查手段之前，一定要与患者进行充分、有效的沟通，让患者充分了解检查的意义和目的，消除患方可能的误解并尊重他们的选择。最重要的是，疾病的检查手段绝不应该成为医护人员或者医疗机构谋求经济收益的手段。从医学伦理学的角度，针对患者的所有检查既要做到技术上的“有利”，也要做到经济上的“无伤”。

临床检查【7】

临床检查沟通的定义【7.1】

临床检查沟通是结合病史采集的信息，对患者进行体格检查或者实验室检查、辅助检查等，收集临床证据的沟通过程。

从广义上说，人与人之间交互的过程，其实就是人际沟通的过程，临床检查中同样少不了医患之间的沟通。

临床检查是一个技术操作过程，根据诊断学教科书的分类，现代常用的临床检查方式包括体格检查、实验室检查和辅助检查等。中医强调的“望闻问切”既包括了病史采集，也包括了体格检查的内容。需要说明的是，“望闻问切”在对患者进行客观检查的同时，融入了对患者主观体验以及希望“大夫”应当关注的心理需求的体察，因此有学者认为，中医在诊疗手段尤其是对患者“人”的关注方面要明显优于后来的西方医学，更加具有人文精神和更好地体现了“患者至上”的职业理念。

著名临床流行病学家 David Sackett 教授将循证医学（evidence-based medicine，EBM）定义为“慎重、准确和明智地应用所能获得的最好研究依据来确定患者的治疗措施”，其核心思想是医疗决策应尽量以客观研究结论为依据。EBM与传统医学有着重要的区别。传统医学重视医护人员的个人经验，医护人员以自己的实践经验、上级医师的临床指导、教科书和医学期刊上零散的研究报告为依据来诊疗患者。循证医学的实践既重视个人临床经验，又强调采用现有的、最好的研究证据。一位优秀的临床医生除了应当具备丰富的临床经验，更要能依据现有的最好的科学依据来指导临床诊疗，两者缺一不可。这种现有的最佳研究依据主要是指临床研究的成果，而基于基础理论或动物试验等获得的依据，多在没有临床研究依据的情况下作为参考，因为人体较动物复杂得多，影响因素也多。一种治疗方法在动物身上或在理论上可以获得的效果并不等于在患者身上也可以实现，其在患者身上的实际效果需要临床试验予以证明。

循证医学在医疗决策中将“临床证据、个人经验与患者的实际状况和意愿三者相结合”。它既关照了最新的研究进展、医护人员的经验积累，同时也回应了患者的疾病苦难和需求期望，实现了临床医学的“人学”特性。

1907年，E. J. 史密斯船长说：“根据我所有的经验，我没有遇到过任何……值得一提的事故。在我整个海上生涯中只出现过一次遇险的船只。我从未见过失事船只，从未处于失事的危险中，也从未陷入任何有可能演变为灾难的险境。”需要补充说明的是，史密斯船长也就是泰坦尼克号的船长，这艘船于1912年沉没，这次事故也成为历史上被提及次数最多的沉船事故之一。所以，作为专业的医护人员，不仅要结合自己的经验，更要关注主观和客观的临床证据，通过沟通发现异常。

临床检查中的说明义务【7.2】

医护人员应当就临床检查的意义、目的等进行说明。

"说明"一词在第7版《现代汉语词典》上的解释是"解释明白"。

在医患沟通尤其是现有的保障患方"知情同意"的法律语境下，"说明"可以解释为"说"＋"明"这两个不同含义和要求的组合。其中"说"是"规定动作"，即指医护人员履行法定的告知义务，这是刚性的要求，如果不能有效履行，将面临法律上的"不利益"（即会给自己的利益带来损害）；"明"是"说"之后要达到的效果，要让患者充分理解被告知的内容，达到"明白"的效果。在临床医患沟通实践中，证明医护人员"说"相对简单，但是要证明已达到让患方"明"的效果则显然要困难得多。因此，在临床实践以及法理上，如何评价医护人员尽到了"说明"的义务，还是一个研究较多且存在争议的话题。

通常认为，有三种可以作为判断医护人员是否尽到"说明"义务的标准：

第一，专业人员标准，即从专业人员的角度来判断是否提供了足够的信息，从而评价医护人员是否尽到了说明的义务。显然，在这种标准下，被告知的对象是否"听懂"不是要关注的重点。沟通过程中，医护人员满口的专业名词、满篇的医学术语是最常见的方式。

第二，一般人标准，即在通常情况下，现有的告知信息应当满足患者做出选择的必要需求，作为具备完全民事行为能力、具有正常理解能力的"一般人"应当"听懂了"。显然，在这种标准下，特定医患关系中的"当事人"是否充分听懂则未能得到充分考量。电影《阿甘正传》中的阿甘智商是75，假如医患沟通的对象正好是阿甘，按此标准的话可能阿甘真没有听懂。

第三，当事人标准，即以特定医患关系中的当事人是否"听懂了"相关说明的内容作为评价标准，这需要在医患沟通的过程中对对方的"知晓程度"进行个性化评价，从而判断是否有效履行了告知义务。也就是说，要以阿甘的理解能力来进行解释说明，直到他听懂才算尽到了"说明"义务。

显然，上述三种评价标准中，“专业人员标准”是目前临床上较为常见也最应当被废弃的评价标准——长长的一篇“知情同意书”、通篇的专业术语，显然难以尽到“充分说明”的法定义务。“一般人标准”则不利于保护弱势人群的权益，尤其是当患者存在需要特别关注的风险时，以一般人对风险的排序和接受程度为标准显然不利于保护特定人的权益。“当事人标准”则显然更能保护患者利益，但是鉴于医患双方在医学知识上存在的严重不对称性、沟通上的成本以及临床上巨大的诊疗压力，医患之间进行能充分、有效地实现“当事人标准”的沟通还存在较大的障碍。

医生：乔女士，经过刚才详细的检查，初步明确您的右上6是牙齿隐裂。[告知诊断，缺乏详细的解释]

患者：哦？

医生：为了避免牙痛持续，防止进一步裂开，建议先进行根管治疗，观察两周没问题的话，再进行全冠修复。[告知治疗计划，采用“专业人员标准”]

患者：哦……好吧！

医生：您要是同意的话，签个“知情同意书”吧，隐裂牙治疗风险还是很高的。[继续告知，直接建议履行签字程序]

患者：大夫，什么叫根管治疗啊？

医生：根管治疗就是要把您的这颗牙打开，把根管里面的东西清理干净，然后再充填上材料，这样就可以在外面做冠了。[稍做解释，采用“一般人标准”]

患者：听人说牙里面有神经、血管，都要清理掉吗？要是把血管也清理掉了，那牙不就死了吗？

医生：您的牙髓已经有明显的急性炎症表现了，说明已经被感染了，不清理掉，炎症只会越来越重……[结合患者个性化的问题做出解释，采用“当事人标准”]

对于特殊的临床检查，还应当向患方说明检查的风险、替代方案和费用等，并取得患方的明确同意。

如前所述，患方行使知情同意权的前提是医护人员充分履行了告知的义务。而患方行使知情同意权通常有两种形式，即明示或者默示的形式。

“明示”的形式包括：①书面形式：最常用的是签署“知情同意书”，这是一种目前最为常用也常常被滥用的形式。有的“知情同意书”可谓“包罗万象”，不仅包含了检查或者治疗过程中的所有风险，不论概率大小，也不论是否契合特定患者的情形，往往还附以“兜底条款”。“认识字吗？认识的话，仔细看看，然后签字。”然而，这种通篇术语的“官样文章”对于很多患者来说，是“字全都认识，意思却一点也不明白”，但患者往往又不敢细问。这是目前纠纷处理过程中患方反映最多也最不能接受的地方，即“完全把说明义务形式化”。在《中华人民共和国民法典》第一千二百一十九条中，修改替换了原《中华人民共和国侵权责任法》第五十五条中“书面同意”的形式要求，更加强调患方在充分知情基础上的真实意思表示，淡化了“形式”的要求，更加强调知情告知的“目的和实质性要件”。②口头形式：口头同意在临床诊疗过程中时刻存在，即患者通过语言来表示同意的方式。这种方式具有效率高、成本低、即时、方便等特点，但其风险存在于当医患双方发生争议时举证困难。

“默示”的形式是一种推定同意的方式，即患方没有通过明确的书面或者口头的方式表示同意，但是结合患者配合诊疗的行为、默许的神情等非语言方式表达的主观意愿，或者结合特定的场合，比如为救治失去意识或者不具备知情同意能力的患儿等无法取得患者本人或者法定监护人即刻同意的情形，推定为患方默示同意。

此外，在很多情形下，能够证明患者“明确同意”的形式还包括录音、录像以及第三方见证等形式。随着民事证据规则的不断修改完善，尤其是技术设备手段的不断简化便捷，视音频证据给医疗争议和相关诉讼带来了很多新的证明方式，但一些时候也导致了更多的争议和冲突。

关于医护人员应当告知的内容和范围，这又是一个充满争议、需要结合特定的沟通情形和患方关注的事项进行综合评价的问题。在本指引的“规范性引用文件”中，涉及医护人员应当向患者告知的内容中，“特殊检查”是医护人员必须向患者说明的情形，说明的内容不仅仅包括风险、费用，还包括前面所说的特殊检查的意义和目的等。事实上，除了前述的内容外，所有可能影响患者做出“知情选择”的信息都应当是医护人员告知的内容。从法理角度分析，说明是义务，是满足患方行使权利的基础，因此评价义务履行是否符合要求的标准应当对应权利人行使权利的需要，“以权利行使界定义务履行范围”。但是，这可能导致的结果是医护人员履行说明义务没有了统一、明确的规范，完全变成了一个基于患方主观需求的“个性化标准”，这样的说法可能不为更多的医护人员所接受。但要强调的是，在门诊的医患沟通过程中，对于患方提出的有关诊疗过程的问题，医护人员需要履行说明解答的义务，这一点是毫无疑问的。

临床检查中的人文关怀【7.3】

> 对于可能引起患者身心痛苦的有创性检查，在操作前应当通过沟通评价患者对检查的知晓程度和身心承受能力，确保患者的知情选择。

医学的温度体现在临床诊疗的所有环节中，不仅包括对患者的尊重、理解、同情和支持，也包括在特定的诊疗操作前结合患者身心所能承受的程度开展相应的操作；要充分保证患者已经理解了相关操作的可能风险和意义，更要让他们为检查过程中和检查后的痛苦做好充分的准备和应对。

作为现代生命伦理学的四大基本原则，“无伤原则”强调医护人员在诊疗患者的过程中，应当尽可能避免在生理上和心理上对患者造成“继发性伤害”，更不允许医护人员有意制造伤害。同时，从“有利原则”的角度讲，如果一项诊疗措施对患方的预期损害大于可能给患方带来的收益，则诊疗操作的合理性基础就不存在了；此时，应当重新评估诊疗方案的合理性。当诊疗行为充满了不确定性和创伤性时，让患者充分理解这些风险和创伤是最基本的要求；正是在充分理解的基础上，患者才能下定决心是否接受诊疗以及是否做好了承受创伤的准备。不仅如此，在实施有创性的诊疗操作前，医护人员还有义务结合自己的临床经验，评估患者是否具备承受相关风险和创伤的能力，这也应当是医护人员临床诊疗经验的一部分。患方的知情同意只是完成法律上的程序，但是要真正实现对患者“无伤”和“有利”，还需要赋予医护人员更多的道德义务。医护人员需要结合技术和患者的个体情况以及自身的临床经验进行综合评估，并与患方进行充分的沟通确认，防止意外情况的发生。

说明病情、治疗计划和风险

良好的医患沟通过程需要双方认知和情感的投入，更需要一种智慧和设计。在前面病史采集的过程中，显然对医护人员的要求很高。医护人员不仅仅要对相关疾病的知识有着充分和深刻的理解，更需要在患者杂乱无章的叙述中捕捉关键的信息要点，从而实现在医学科学的范畴内收集“疾病”相关的病史。同时，对于患者患病的体验，更需要具备一种共情的能力，能够认识、吸收、解释，并被患者疾病的故事感动而采取行动。而且这种共情不是浅层的“商业性”表演、“露出八颗牙齿的微笑”或者“标准的90度鞠躬”，而是发自内心的真情投入，源自心灵深处的“人性慈悲”——这些都需要医护人员全身心投入并拥有崇高的职业精神。

在《医患沟通技巧（第3版）》中（Silverman等，2018），作者们认为，门诊医患沟通中有两个最为关键的沟通过程，除了前述的以患方“说”和医护人员“听”为主的病史采集的沟通过程外，另一个就是医护人员向患方说明病情、治疗计划和风险并最终实现临床决策的沟通过程。说明病情、治疗计划和风险的重要性首先体现在内容上。患者就诊的目的就是要获得医护人员专业性的帮助，除了具体的治疗手段，获取与疾病诊疗方案相关的知识同样重要。其次，重要性还体现在结果上。这一阶段沟通的主要目的是与患方一起确定最佳的临床诊疗方案，这是复杂且重要的互动过程。最后，它的重要性更体现在沟通的结构技巧上。向患者说明病情、治疗计划和风险的过程所推荐的沟通结构和技巧与病史采集存在明显的不同。

在指引中，我们将本部分的沟通过程分为两大阶段，即：首先是以向患者说明为主的阶段，我们把这一阶段类比为医护人员为特定“听众”（患方）精心组织的一场“演讲”；其次是医护人员与患方共同制定诊疗方案的过程，这更像是一场“专家会议”，参与这场会议的医患双方各自发挥自己的优势，共同为最终的临床决策贡献各自的价值。

类似于“演讲”的患者病情、治疗计划和风险说明过程

演讲是一种知识密集度高、结构紧凑，需要结合听众的知识和心理特点进行精心组织和有序推进的双向沟通过程。任何效果良好的演讲都遵循这样的规则：①充分了解你的听众，有契合听众需求的演讲主题；②有精心组织的演讲内容和精细设计的演讲过程，向听众有序分段推进；③时刻关注听众的反应，及时与他们互动反馈，能够调动听众积极参与往往是提升演讲效果所必需的。

把医护人员在门诊诊疗过程中向患方进行说明的过程类比为“演讲”，至少具有如下的现实意义：①在向患方说明病情、治疗计划和风险时，最好一次只说一个重点问题，且在说明前首先说明告知的主题，让医患双方集中注意力，共同关注要说明的问题，从而提升说明的效果。②必须要对说明的信息进行精心组织，不仅在逻辑上要条理清晰、在内容上要准确无误，在论述的过程中还必须增加丰富、生动的数据和材料来加深患方的记忆和理解。③要充分关注患方的反应，尤其是要结合患方的接受能力和理解情况，灵活调整说明的速度和选择的语言。“演讲”不是单纯的知识输出，而是互动的信息沟通。④在说明的过程中，要给患方充分提问交流的机会。最好是提前告知患方后续会给予专门提问的机会，让患方能够安心“听讲”并积极思考，消除其因为有迫切要交流的问题而导致的注意力分散或者内心压力。

没有不会听故事的观众，只有不会讲故事的演讲者。

类似于“专家会议”的诊疗方案制定过程

把医患之间进行充分沟通、分享信息，从而形成临床决策的过程比

喻成“专家会议”，这可以在 Silverman 等（2018）所著的《医患沟通技巧》以及 Rockenbauch 等（2020）所著的《高效医患沟通的理论与方法》中找到渊源。

“专家会议”至少强调两方面的重要意义：一是参与沟通的各方地位平等，专家之间不具有从属关系，大家都有自由发言的机会，充分表达自己的想法和观点；二是专家之间的知识具有互补性，可以相互启发，这些不同的知识对于形成最终的决策都具有重要的价值和意义。

把门诊制定诊疗方案的过程类比为“专家会议”，至少在某种程度上强调了临床决策过程中医护人员的医学知识与患方的独特体验和个性化治疗需求同等重要。但是，临床决策的制定过程比通常所谓的“专家会议”更加复杂而敏感。临床决策的过程不仅仅是技术决策的过程，还涉及情感融入和伦理选择，尤其是在“知情同意”的法律规则之下，还需要尊重和体现患方的知情选择权。如何融合医患双方的知识，在相互信任的良好沟通氛围下实现两种角色的作用，从而达成让医患双方都能够尽量满意的临床决策，是本阶段沟通中的重点和难点。

说明病情、治疗计划和风险【8】

说明解释的定义【8.1】

告知病情、治疗计划和风险是在病史采集和临床检查的基础上，医护人员就疾病本身、可选择的诊疗方案、风险、费用等向患方充分说明，并与患方共同确定治疗方案的沟通过程。

如前所述，病史采集的过程可简单地概括为患者“说”和医护人员“听”的过程，沟通的技巧在于如何鼓励患方更好地说出疾病和患病的故事；而说明病情、治疗计划和风险的过程则相反，是以医护人员“说”

和患方“听”为主，其沟通的技巧是如何让所说的内容更加清晰、明确，让解释说明更有效率。

掌握信息就是拥有权力，正所谓“法不可知则威不可测”。不排除在诊疗过程中，有个别的医护人员故弄玄虚、三缄其口，故意显得高深莫测，希望让患者产生更多的心理依赖，并且误以为他可以掌控诊疗的过程；当然某些医护人员也可能确实因为心中没底、缺乏信心，“宁可少说不可错说”。除此之外，在门诊诊疗过程中，医护人员不愿意向患方“充分说明”的可能原因还包括：①认知因素：认为患者反正也听不懂，“说了也没用”，或者干脆就采用让患者听不懂的方式，满口专业术语、“行业黑话”，越说患者越不明白。②情感因素：怕吓到患者，出于保护患者的好意，避免给患者带来不必要的心理负担，因此“绕着患者本人说”，例如保护性医疗措施（对于敏感的患者或者期待“自行决定生死”的患者而言，这一点如何把握，后面我们专门讨论）。③条件因素：确实没有时间细说，尤其是在三级医院部分专业门诊中，一个诊疗单元里一个医生可能要看几十甚至上百位患者，接诊每位患者只有短短几分钟的时间，其间还要完成检查单、处方、病历等的书写。在一个典型的投诉中，用患者的话说，接诊医生连正眼看他的时间都没有。在如此匆忙的过程中想要医护人员“说明”诸多复杂的信息确实勉为其难，显然是不现实的。以至于很多时候，在安抚没有听懂或者“听够”的患方时，一种诡辩式的解释就是：“医生说得少，说明病情不严重，一切都在预料中；只有出现了疑难杂症或者医生拿不准的时候，说得才多呢！”

“医护人员向患方进行说明是为了履行法定的义务”，这句话中“履行法定的义务”是对的，但是把它作为医护人员需要进行解释说明的主要原因则是一种莫大的误解，是一种明显的归因错误。恰如西奥多·莱维特所说的，顾客购买直径为2.5 cm的钻头的目的就是得到一个直径为2.5 cm的孔洞，钻头本身对于顾客是没有意义的。诚然，根据本指引所参考的法律法规的规定，告知说明是医护人员应当履行的法定义务没错，不履行法定义务将承担法律上的不利益，但是说明解释的最终目的是让患者充分理解医学的可能性和不确定性，在其需要冒着威胁生命健康的风险做出选择时，能够充分理解这些风险，进行充分的权衡，在此基础上做出自己最终的选择。

医护人员有创性医疗行为法律责任豁免的基础在于患方充分知情后的同意授权。如果没有这一斩断法律责任因果关系链条的前提，医护人员的诊疗操作将面临巨大的法律风险。医护人员履行说明义务本身只是一种手段，其最终要保护的法益是患方的知情选择。

个性化说明的标准【8.2】

> 医护人员应当结合患方的认知程度，选择使用通俗易懂的方式进行说明解释。

乔纳森·西尔弗曼（Jonathon Silverman）认为，医护人员常常将使用专业术语作为彰显其专业性的一种姿态，以便更好地控制医患沟通的过程，限制患方参与到沟通的过程中，从而体现自身的能力和水平。在医患沟通的过程中，有很多患者深受其害。对于医护人员的满口“术语”，患方可能无法理解，但是在实际的沟通情景中却不敢向医护人员提出问题，不敢要求其进行详细的解释，从而形成了医患沟通过程中 Svarstad 所谓的“阴谋沟通”的情形，即：医护人员明明知道患方可能不理解专业术语的意思，依然照用不误；患方确实不知道专业术语的意思，也不敢要求医护人员进行详细的说明解释。

因此，医护人员在医患沟通中大量使用专业术语，或者不能够向患者清晰说明相关的内容，不全是沟通说明技巧的问题，很多时候还涉及主观上的认知问题、动机问题。除了没有充分了解现行法律关于医护人员告知标准的法律要求，更重要的是没有深刻理解其解释说明的最终目的是使患者在充分理解的基础上更好地进行选择。

在门诊医患沟通过程中，结合患方的认知程度，选择使用形式多样、通俗易懂的沟通方式，比如患方乐于接受的图片、视频、模型等，都是有效实现以“当事人标准”履行医护人员法定义务的重要手段。

推荐的沟通结构和主要技巧【8.3】

告知结构＋设置标识【8.3.1】

> 医护人员可以预先向患方说明告知病情、治疗计划和风险等的沟通顺序，并在沟通过程中设置明显语言标识。

告知结构是在向对方解释说明复杂信息时，事先向对方说明拟沟通信息的要点以及信息沟通的顺序，希望对方充分了解信息沟通的主要过程，从而提升沟通的效率和效果。

设置语言标识指在沟通的过程中通过特定的关联词、提示词，来突出强调信息告知的顺序和重点，强调沟通的逻辑顺序和关键信息的沟通方法。比如，“我有三个重要的信息需要您特别关注。第一，……；第二，……；第三，……。特别重要的是……”。

逻辑思维是人类大脑的一种理性活动。人类在认识事物的过程中总是会借用抽象思维的形式，借助于概念、判断和推理等思维方法，来揭示事物的本质，表达认知现实的结果。逻辑思维是一种确定而非模棱两可的、前后一致而非自相矛盾的、条理清晰而非自由随性的思维方式。在逻辑思维中，信息可以通过前后的关系而具有关联性，可以通过合理的推断而获得可靠的结果。逻辑思维让不同的信息点之间具有了内在的关系，从而让沟通者增加了对信息点理解记忆的机会，并可能通过逻辑推理来构建和完善自己的知识体系。

正是基于要说明信息之间的内在逻辑关系，构建沟通结构的目的就是要把各个信息点之间的关系进行梳理和排序，形成信息点之间的链条或者网络状关联，再通过语言标识对这种内在的逻辑节点进行说明和强调，从而实现沟通信息在传递过程中有更好的效果和效率。Dunn 的研究显示，在初次就诊结束后，医生希望患者记住的信息中只有 45% 的要点能被患者记住，而在增加了谈话的结构并与患方互动后，医患沟通的时间减少了 10% ～ 30%，同时患方明确记住的信息量增加了 25% ～ 45%。

正如西方古谚中描述的演讲那样：说出你将要说的，说出来，然后说你已经说了什么。在经典的课堂教学中，老师们常用这样的沟通结构和技巧；在有效的演讲中，这也是常被演讲人青睐的演讲顺序。显然，在类似知识传递、健康教育的医护人员进行说明告知的沟通阶段，这样的沟通结构和技巧具有同样重要的价值和意义。

结合实际的沟通过程，医护人员在说明病情、治疗计划和风险时，采用“沟通结构＋语言标识”的方式还具有如下重要价值：

➢ 让医患双方清晰了解沟通的要点和结构，知晓沟通所处的阶段，集中注意力关注目前所沟通的主要内容，逐项有序地说明和理解问题。
➢ 在医护人员内心中形成明晰的解释说明的清单内容，增加对沟通过程的掌控力，减少沟通中不确定性可能导致的心理压力，缓解工作中的紧张感。
➢ 让患者对于将要了解的内容有初步的知晓，减少沟通过程中的不安全感，便于集中注意力理解现有的信息，提升沟通的效果。

分段说明＋确认评估【8.3.2】

医护人员应当分段向患方进行说明，鼓励患方提问并积极回应。在每一段信息解释说明后，应当及时确认评估患方的理解情况。

分段说明指在告知解释复杂信息的过程中，充分结合对方对信息的接收和理解能力，把要告知的信息根据内在逻辑分成相互关联的几个部分（即段落），分段逐步向对方进行说明解释并确保对方充分理解知晓的沟通方式。

确认评估是在分段告知结束之后，或者整个告知过程完成后，通过让对方复述、检查核对信息点等方式，了解评价患方对告知信息的知晓理解程度的沟通过程。

分段说明和确认评估是一对“组合式”的沟通技巧，综合融入了说明沟通结构和运用语言标识、与患者总结反馈并征询补充意见等之前讨论到的技巧，是结合具体的说明解释的内容，有效组织沟通的逻辑并实现沟通双向互动、确保信息充分共享的沟通实践过程。

有学者统计，口头医患说明解释中存在明显的信息减损的漏斗效应，即医生想说的内容为100%，但医生实际说出来80%，患方听到60%，患方理解40%，患方记住20%，患方执行5%。有关病情、治疗计划和风险的信息经过说明和理解的层层过滤，导致真正对患者疾病的治疗和健康生活方式发生作用的信息大打折扣，不仅大量浪费了医患双方沟通的时间和精力，还增加了很多医疗风险和医患之间的误解冲突。

因此，“分段说明”中的“分段”其实是医护人员结合患方实际理解能力，把重要的说明信息进行分割加工的过程。病情、治疗计划和风险是需要说明的要点，是大的沟通结构，但是具体在每一项要点的说明过程中，如何向患者说清楚，还需要进行细致的分割，分段分块、一点点向患方解说明白。至于将多大的信息量打包在一起，这就要考验实际沟通过程中医护人员的沟通经验了，需要结合患方对所告知信息的知晓程度、理解能力，以及信息的重要程度等进行灵活判断和调整。

“确认评估”则是检验患方对分段告知信息的接收和理解情况的现场评估。有学者提出，对于医护人员向患方告知的每一项重要信息，都需要患方进行复述，这是评估验证的方式之一，可供参考。只有患方充分认知理解信息，才能保证患方在门诊诊疗过程中的满意度、依从性、诊疗效果和相关的健康收益。

关注非语言沟通【8.3.3】

> 医护人员在解释说明过程中，应当高度关注患方的非语言信息，引导患方表达自己的担忧和期望，做出回应并给予支持。

在初始接诊过程中，我们强调了非语言沟通的重要性，其实不限于此，在人际沟通的所有过程中，非语言沟通都具有非常重要的价值。在双方面对面沟通时，非语言沟通非常直接而重要；即使在非直接面对面的沟通过程，非语言沟通也具有极其重要的价值和意义。国外有一个关于接线员的培训课程中，要求前台的接待人员要站着接顾客的电话，因为站着说话时所用的语速、语调和流露的情感与坐着说话时的方式存在差异，更能够让对方感受到说话人员的真诚、热情和乐于提供帮助。

在病史采集过程和医护人员解释说明过程中强调关注患方的非语言信息，其关注的重点和内涵是不同的。

在病史采集阶段，强调以患方“说”为主导的沟通过程，关注患方在说的过程中通过语言难以或者不愿意直接表达的信息和内心真实的想法。患方采用的非语言表达方式多为语言交流过程中的语调、停顿、迟疑或者目光的躲避、肢体的无意识动作等。

而在医护人员解释说明阶段，患方主要以信息获取和理解分析为主，即以“听”为主。这时患方主要面临的问题是理解认知上的困难，或者信息本身所带来的巨大心理压力和内心焦灼，采用的非语言表达方式是沟通距离的靠近、面部表情（瞳孔）的变化和肢体无意识的轻微颤动等。

关注患方非语言信息的过程是捕捉和体验患者内心感受、与患者共情的重要过程和方式。在重要信息沟通的过程中，要求能够站在对方的角度、深入患方的内心世界去理解和体验信息所带来的巨大影响。医患沟通技巧不仅包括医护人员如何发出非言语信号，还包括如何解读患者发出的非言语信号。能准确理解患者情绪的医生，常常被患者评价为更具同情心的医生，也更容易让患者满意。

在所有的非语言交流中，眼神接触被认为是最重要的技巧，尤其在需要体现医护人员对患方的回应、理解和支持的情景中：

- 代表了征询患方是否做好了接收重要信息的心理准备。
- 代表了郑重、认真传达相关信息并关注、重视患方的感受和体验。
- 代表了医护人员的自信和对患方的信任。
- 代表了随时愿意倾听患方的疑问、困惑，愿意提供说明解释并参与讨论。
- 代表了患方在最困难和脆弱的时候，医护人员真诚地理解、支持并愿意给予力所能及的帮助。

在说明解释过程中，对于捕捉到的患方的非言语信息，医护人员还可采用的一个很重要的技巧就是及时向患方询问，确认患方非言语信息的意义，比如“您好像不太认可这个方案？”“您好像非常担心治疗的过程？”，等等。

因此，医护人员在向患方说明病情、治疗计划和风险的沟通过程中，对于患方所表达出来的非语言信息，其沟通技巧的要点就是观察捕捉、发现异常、表达感受、解释确认，从而形成信息沟通的闭环。

医生：张女士，从目前的触诊和检查资料来看，您的牙龈部溃疡不排除恶性肿瘤的可能性……［停顿几秒，看患者的反应］我

们需要进一步做检查才能明确。要我先给您开住院检查单吗？[关注到患者的非语言信息]

患者：……[手指轻微颤抖]我在网上查过一些资料，难道真是……

医生：[轻拍患者的肩膀]从目前的资料看还是有可能的。我非常理解您的心情，您现在的表现比很多人坚强多了。建议您尽快做进一步的检查，没有最终的病理结果都不能算最终确诊。[表达理解和支持，再一次确认信息]

患者：还有希望吗？……[低头开始流泪]

医生：不同的人治疗结果差异还是蛮大的，现在最重要的还是尽快开始治疗。咱们一起努力，好吗？[停顿几秒，观察患者及家属反应]现在我先大致跟您说明一下初步的治疗方案，具体的治疗计划还需要在住院完成细致检查后才能确定。[继续表达支持，进入新的说明主题]

患者：[擦擦眼泪]好吧，谢谢大夫，您说。

参与式临床决策【8.3.4】

医护人员应当与患方共同选择确定合理的治疗方案，并履行必要的程序。

参与临床决策是指患方在医护人员的参与支持下，结合疾病的诊断、可选治疗方案，在综合评价技术风险和患方主观需求的情况下，选择确定让医患双方都能接受的治疗方法，是确定临床治疗计划的决策过程。它有两个核心的要点：一是医护人员的参与支持，二是患方的自主决策。

医疗决策既是技术决策，也是伦理决策，同时还是情感决策。

对疾病的治疗过程是医护人员采用医学技术与疾病进行搏斗的过程，但是“战场”却在患者身上，结果由其本人甚至其家庭来承受。所以，患者不仅仅是诊疗的对象，也是诊疗过程的参与者、承受者，还更应该是决策者。另有研究表明，目前大概只有1/3的疾病能够治愈，也就是说现有的医学技术对大部分疾病束手无策，只剩下了特鲁多医生所谓的“安慰”。所以对于需要通过有创的方式来恢复健康，同时面临“伤敌一千自损八百”的巨大风险的患者而言，正如“e-戴夫”们所说的，“没有我的参与，任何有关我的东西都毫无意义”。

自古以来，临床决策都是医疗活动的核心问题。在父权主义模式下，替患者确定合适的治疗方案不仅仅关系到行医人员的声誉，甚至可能关系到个人的性命安危，比如被曹操杀死的华佗（仅从《三国演义》的故事中说起）就是如此。时至今日，医患关系改变了，医护人员不再具有这样的权力，其身份地位也发生了巨大的改变，技术权威让位于患者的自决权利。对于患方而言，情势更是发生了根本性的变化。“没有人会心甘情愿地把自己的生死交给别人。没有比生死更大的事情了”已经成为“e-患者”的宣言，“知情同意”已经变成了“知情选择”，患方已经不能容忍仅仅是选择“是或否”的选项了，他们要做自己健康和命运的主人，甚至要完全行使作为消费者的“绝对主权”，“不选择”也成为必要的选项。医护人员失去了过往替患者做主的权力，也摆脱了为此承担责任的义务。但是，正如在本书第一部分中“医患关系和医患沟通模式”里所讨论的，医患关系从一个极端走到另一个极端并不意味着医护人员“权威失势了”或者患方“胜利了”。“真理向前多走一小步就会变成谬误”，极端化的思维只是把事情粗暴简单化，于真正有效地解决问题并无裨益。不论是家长式医患关系和沟通模式，还是消费式医患关系和沟通模式，在某种程度上，医患之间的关系是不平等的，甚至是对立的。在形成最终医疗决策的过程中，医患之间可能存在利益、目标甚至价值观的冲突，“疾病”信息和“患病”信息没有实现充分的沟通、共享，所形成的医疗决策没有完全融合两方面的全部需求。因此，医疗决策要么是技术上有欠缺的，要么是情感上要容忍的。

医学决策逐渐成为一门学问（即“医学决策学”）并兴起于20世纪70年代，其范畴从微观、中观到宏观，随着研究视野的不同，其涉及了众多不同的学科并采用不同的工具和方法。在微观、具体的医患沟通过程中的临床决策层面上，一般认为临床决策兼具了“技术决策＋情感决策”两方面的内容，这与我们强调的“疾病＋患病”完全一致。研究显示，临床决策至少包含了四个维度：一是科学维度，即如何借助于循证医学的方法寻求最佳技术方案；二是伦理法律维度，即如何基于患者的最佳利益充分保障患者的权利；三是心理学维度，即如何在医患双方理性和感性的思维处理模式下实现最佳决策；四是经济学维度，即“成本-收益”始终是所有类型决策都必须考虑的重要因素。“稀缺”和“选择”始终是经济学研究问题的起点和终点。所谓“天堂没有稀缺，地狱没有选择”因而不需要经济学，但是绝大多数患方个体在选择治疗方案的时候既不位于天堂，也还不至于坠入地狱，“成本-收益”方面的权衡始终是摆脱不了的现实考量。

因此，医患双方基于信息分享的共同参与式临床决策是“生物-心理-社会医学模式”下最佳的临床决策模式。如前所述，其沟通过程类似于“专家会议”在充分研讨后达成共识的过程。参与“研讨”的医患双方地位平等，充分发挥各自的“知识”优势，在充分保持自身主体地位的基础上，充分表达各自的想法和知识，从而实现让双方满意的治疗方案选择。这是一个反复互动的过程，尽管最终的结论要由患方“一锤定音”，但决策的过程是最为关键和紧要的，没有这个反复互动的过程，就不可能选定最佳的治疗方案和计划。

需要强调的是，尽管医疗决策最终是由患方做出的，但显然在形成决策的沟通过程中医护人员需要承担更多主动和主导的责任，即医护人员在相关的诊断、治疗计划和风险说明解释完成后，要继续维持一个让患方主动思考、表达主观需求和内心疑问，并在双方讨论和互动中提醒患方做出临床决策的沟通氛围和结构。“由患方做主”并不意味着医护人员完全退出临床决策的形成过程，相反，此时恰恰是患方最需要医护人员给予支持、理解和帮助的过程，体现了在最艰难的时刻“医护人员与患方同在”。那种“我该说的都说完了，你们看着办吧”或者“方案都很清楚了，你们签字吧”的做法，要么放弃了提供更多帮助的机会和意愿，要么直接剥夺了患方表达意见并做出选择的机会和权利。

“履行必要的程序”既包含了程序性的要求（知情告知），也包含了对结果的确认（签字同意）。对此现有的法律法规等均有明确的规定，并且在目前医患关系和医疗风险的背景下，医护人员基本上具备了这样的意识，在此仅仅是再次提醒医护人员必须要履行必要的法定程序。但是，还有另一方面需要提醒的是，“知情同意书”抑或“手术志愿书”并非是医疗损害责任的“免责金牌”或“万能挡箭牌”，任何过于简单的、形式化的理解和机械做法都会带来真正的法律风险。在门诊诊疗的医患沟通过程中，应充分借鉴本指引提供的相关沟通结构和技巧，切实做好尊重患者的知情选择，在履行法律义务的同时体现医学的温情和慈悲。

个性化说明结构【8.4】

> 医护人员告知患方病情、治疗计划和风险的顺序可以根据患方对问题的关注程度等进行调整，但事先说明沟通的顺序可以提高沟通的效率并增强效果。

本指引中，我们在多处倡导“权变”的理念。从医患关系模式到医患沟通模式，再到具体的沟通结构和沟通技巧，所有要讨论的理论都是为了实现最有效的沟通效果而设计的。正如“管理学大师中的大师”彼得·德鲁克所强调的那样，检验管理成败的不是理论而在于管理的绩效，“实践才是检验真理的唯一标准”，医患沟通同样如此。当医护人员充分理解了对病情、治疗计划和风险进行说明解释的目的在于确保患者对他们所关心、关切的问题进行全面的回应，帮助患方充分理解所要权衡斟酌的关键要素并做出后续临床决策时，自然就会理解为何要结合患方的关注程度进行合理的调整了。

中国有句古话是“酒逢知己千杯少，话不投机半句多”，说的就是沟通双方谈话的兴趣点或者共同话题的问题。只有谈论双方都关心和感兴趣的话题，才能激发双方的兴致和注意力，更好地调动在沟通过程中的互动，实现良好的沟通效果。当然，医护人员在门诊诊疗过程中向患方解释说明病情、治疗计划和风险等内容，这是一个在较为特殊的沟通情景中限定主题范围的沟通过程。医患双方的沟通不是为了消磨时间，更不是为了取悦对方。同时，医护人员的说明解释内容还受到法律法规的限定，需要履行特定的告知义务。在如此众多的限制之下，是否还存在“自由发挥”的舞台和空间，提出这样的疑问不无道理。

在此，我们强调的是，医护人员根据法律的要求和相对完整的沟通结构，向患者解释说明病情、治疗计划和风险的告知过程是履行法定义务的过程（把沟通过程规范化正是编写本指引的目的），但当患方提出对特定的信息不关注或者特别关注时，个性化的沟通要点和沟通结构就出现了。如果医护人员完全不顾患方的需求，继续按照自己的沟通结构和内容进行“解释说明”，则显然形式大于实质，“感兴趣的共同话题”无法实现，就会出现所谓的“听不听在你，说不说在我”的问题，这样的沟通明显缺乏效果和效率。所以，根据患方对问题的关切程度个性化调整沟通的要点和顺序，医护人员并没有减损履行告知的义务，反而可能会因为在现实中结合患者对信息的需求而增加告知的内容，更好地为患方提供完成临床决策所需要的信息。

当然，结合患方的关注点调整告知的内容和结构，并不是要求医护人员在沟通的过程中主动去询问患方具体的关注点是什么。这是一个相对被动的过程，是医护人员按照既有的沟通结构和告知内容进行解释说明时，关注患方反馈的关键信息并进行灵活调整的反应过程，是在正常沟通过程中的一种“权变”，而不是刻意追求的一种技巧。

在现有的门诊说明解释沟通中，我们的基本假设是所有患方都对疾病本身、治疗计划和风险存在同样的关切，所以医护人员才把这些内容作为“清单”信息并按照我们认为最好的顺序向患者进行解释。问题的关键在于这种假设并不总是正确的，并不是所有患者都关注同样的问题和重点。因此，需要结合个性化的需求随时调整告知解释的重点和顺序，而这种随时关注、捕捉、精简和重点解说的能力则成为考查医护人员沟通技能的重要标准。

不能说以医生为中心、以患者为中心或者以关系为中心哪种方式最好，而是应该在特定的时刻，选择最为恰当的方式。

医生：张女士，现在我想跟您逐项说一下您目前口内牙齿的情况、后续治疗的建议以及费用……［列出沟通的要点和顺序］

患者：张大夫，费用的事您不用说了，这个不是问题。重点是我在国内只能待半年的时间，您看这半年能做什么呢？

医生：哦，这样啊，好的。那我们先说说整个牙齿检查的情况吧，再看看半年内哪些治疗可以完成；完不成的，我先给个建议，后续看看能否在国外或者您下次回来的时候继续进行。［结合患者需求，调整沟通要点］

患者：太好了！我这次再出去后得项目完成才能回来，至少 2 年之后了。另外，我派驻中非，那边的医疗条件很差，剩下的治疗肯定得下次回来之后进行了。

医生：好，您真是挺不容易的，很理解。那我们这次重点说说您这半年内可以完成的治疗以及外派期间的注意事项，其他的等您回来后我们再继续。［进一步调整沟通的要点和顺序］

患者：太谢谢您了！

保护性医疗措施【8.5】

对于诸如恶性肿瘤诊断、预后等可能对患方产生较大心理影响的信息，在告知前，医护人员应当评估患者本人的承受能力或者结合患者近亲属的意见，选择合适的告知对象和告知内容。

多项独立研究显示，医护人员给予患方的信息量与患者满意度、依从性、记忆和理解呈正相关关系。但是，并非所有的患者和所有的情形都是这样。

在疾病诊疗过程中，根据患方对信息的需求，可以将患方分为信息的“探寻者”（80%）和信息的“回避者”（20%）。其中，“探寻者”期待更多的信息，通常也具有较好的信息处理能力；而“回避者”则相反，他们不愿意或者惧怕得到更多的信息，通常对信息的处理能力较差（比如受教育程度更低，或者具有高度的“依恋人格”），太多的信息会让他们难以应对，或者过于突兀的、重大的坏消息会让他们更加痛苦，带来很多难以承受的心理压力。更值得关注的是，相对于那些对诊疗信息永不知足的“探寻者”，尽管“回避者”获得的信息较少，他们的满意度和依从性却可能反而更高。在临床沟通过程中，对医护人员的挑战是，如何判断接诊的患者属于哪种信息需求类型的患者！对此没有简单的测试工具，没有统一的标准，这需要医护人员的临床经验和沟通敏感性。

医方的特殊干预权指的是在特定的情况下，医师为了不损害患者的或者社会他人的利益，对患者知情权和决定权进行限制的情形。《中华人民共和国民法典》第一千二百一十九条规定：“不能或不宜向向患者说明的，应当向患者的近亲属说明，并取得其明确同意。”

目前，在我国，不向患者本人提供癌症之类的消息以免患者受到心理伤害的做法还是一种规范、一种职业的伦理和美德。医护人员主动过滤了患方可能不能或者不宜应对的信息，决定保守秘密还是向患者的亲属说出真相成了医护人员的伦理和法律责任。而当下，西方医疗实践的钟摆则倾向于保障患者本人的知情权，医护人员要尽可能向患者告知有关他们疾病的信息，只有当患者明确表示不想了解时，医生才被赋予“过滤信息”的权利。在平衡患者自主权和亲属参与权的问题上，世界各国依然存在着较大的文化差异。

这种保护性医疗措施是基于家长式的医患关系，在具体的情景中出于保护患者的最大利益，而选择限制患者的知情权利，这也是中国传统文化里以家庭为中心的社会关系和伦理纲常在医患关系中的具体体现。在临床实践中，如果没有患者近亲属，可能存在如何评估和如何限定的问题，尤其在当下强调患者个人自决权利的“消费者权利觉醒和膨胀的时代”，更需要根据情况灵活应用。

尽管有了极大的进步，但至今临床医学依然是一门充满“遗憾”的科学。对于很多疾病，处理的办法依然是“缓解”甚至是“安慰”；即使可以治疗，很多治疗方案在治病的同时也会带来很多身心损害。“两害相权取其轻”，在如此背景下，每一个重大的疾病或者手术方案，对患者来说无疑都是一个重大的坏消息。告知坏消息成为医护人员必须学会的一项基本技能。

需要强调的是，告知坏消息不仅仅对于患者本人而言是压力，对于医护人员来说也是一种巨大的心理负担。医患双方都需要在告知和接收坏消息之前调试好自己的心理状态，尽量减少坏消息给正常的工作、生活带来太多的“应激反应”，产生太多的负面体验。

患者说“不”【8.6】

当患方放弃或者拒绝医护人员基于循证医学证据推荐的合理治疗方案时，医护人员应当充分告知患方可能面临的风险，进一步询问患方放弃或拒绝的原因并做出解释，确认患方充分理解并明确选择放弃或拒绝后，应当履行必要的程序。

我国古代医学经典《黄帝内经·灵枢·师传》所谓:“人之情，莫不恶死而乐生，告之以其败，语之以其善，导之以其所便，开之以其所苦，虽有无道之人，恶有不听者乎？”虽然“恶有不听者”的情形属于少数，但绝不罕见。

对于“知情同意”，通常的理解都是患方在知情基础上的“同意”。从医护人员的角度而言，这种“同意”从医学技术本身来看显然对患者是有益的，尽管伴随着不确定性风险和时间、经济的付出，但“两害相权之下”接受现有基于循证医学证据推荐的治疗方案更为合理一些。但实际上，从法律的视角而言，“知情同意”之中的“同意”显然包含了“不同意”的必然内涵，它本质上是一种知情选择问题，治疗（还可能包含好几种方案）和不治疗都是一种“备选方案”，没有必须要选择“治疗”的内在要求，“不同意”是法律的应有之意。

当患方选择“知情不同意”时，基于法律上的诚实信用原则，医护人员应当就患方放弃或者拒绝治疗方案所可能面临的风险进行充分的说明告知。也就是说，此时医护人员的解释说明增加了新的内容、发生了变化，要让患方充分理解不同于治疗本身的风险并确认其做出的选择。在沟通的过程和形式上，“同意”与“不同意”的医患沟通结构和过程都是相似的。有些时候，医护人员在进行治疗计划和风险的解释说明时包含了“做”和“不做”的两种风险，将两个过程进行了融合，提高效率。在此情形下，我们也建议，当患者选择“不同意”时，还是要确认一下，比如“我们刚才沟通了不进行治疗的风险和后果，您理解了吗？”“还有什么问题没有？”，以此来提醒患方并确认其想法，从而形成最终的临床决策。

患方不同意之后，如果有书面的知情同意书，建议患方在原知情同意书相应的位置注明“患方已经充分理解放弃医护人员告知的可选治疗方案的风险和后果，并签字证明放弃医护人员推荐的治疗方案”。从管理的角度，可以把上述内容作为知情同意书的一个选项增加，提高使用效率。而对于没有书面知情同意书的情况，建议在门诊病历中记录上述内容，并由患方签字证明患方明确放弃治疗的意思表示。

分享以实现共同理解【8.7】

> 医护人员在向患方解释可选治疗方案时，可以分享在制定相应方案时的困难和思考，帮助患方充分理解每一个方案存在的优势和不足、风险与收益。

医护人员是“人”不是“神”，但是，在迫切期望解除病痛的患者眼中未必如此。在他们看来，医护人员就是救星，“法力无边”，总会有办法给他们带来很多希望。岂不知，很多时候医护人员给患者开药、做手术，内心中也未必就那么确信疗效，脑海中也不免盘旋着很多未知的问号。治疗效果就像“薛定谔的猫”一样，不到揭开盖子的那一刻，都难以准确预知。

同时，伴随着临床医学发展和患者的权利膨胀，患者面临太多的选择，这本身使得如何选择成为一个更大的难题。正如今天的很多学术讨论一般，信息、观点越来越多，而共识却越来越少，原本期待的结论被更多地用概率和可能性来表示。对于原本就缺乏系统医学知识且选择关乎个人身家性命的患者来说，更感到无所适从。在临床实践中，常常能看到不少患者为了得到一个“最好的治疗方案”，带着厚厚的就诊病历和各种应有尽有的检查报告，神情疲惫且愈加心有不甘地向医护人员央求：“大夫，求求您说实话，哪一个才是最好的治疗方式啊？求您啦，如果我是您的家人的话，您说该选哪个？”

患者可能会通过设置“把我当作您的家人”，甚至“如果您是我”这样的前提，来征求医护人员内心最认可的方案。用“e-戴夫”的话说，就是用第二人称甚至第一人称的方式来向医护人员询问风险并征求对治疗方案的意见，帮助“他们”最终确认“最完美”的诊疗方案。这种让医护人员从疾病的旁观者、“专业技术的咨询者”变成共同应对疾病的参与者、合作者的沟通技巧，让医患之间从纯粹基于医学技术的咨询和分析变成了基于利益共同体并拥有亲情纽带的“合作伙伴”和“利益同盟”。

所以，医护人员在向患方解释可选治疗方案时，可以分享在制定相应方案时的困难和思考，把个人的感受融入沟通的过程，把患者当成第一人称来看待，让患者进入医护人员的思考世界，并用身临其境的体验感来理解和体会每一个治疗方案的优势和不足、风险与收益。这种方式不仅仅可以提高解释告知的效果，更能够提升医患关系，增进情感交流。这种技巧也被称为医护人员的“反共情”。

没有必要为了得到共鸣而刻意去分享一项知识和个人的经历，也没有必要让别人亲自去体验那种经历的艰难。然而，在那些特别艰难和饱受煎熬的时刻，有必要向患方吐露所谓“科学方案”的背后也包含着医护人员个人的“困惑”与“斟酌”，医护人员同样承担着很大的风险、面临着抉择。

这其中还有关键的一点要强调，即医护人员需要用明确的语言表达出这些信息，这时候非语言沟通是不合适的，也是不够的。只有公开地说明和分享，才会真正有效地被患方知晓和理解，才会让患方真正充分意识到你的尊重、帮助和关爱。在一些纠纷处理过程中，很多医护人员往往因为在诊疗过程中为患方额外付出时间和风险却不被患方理解而倍感“冤枉”和“郁闷”，原因就在于此。

正如西奥多·莱维特所说：“如果一切正常，顾客几乎不会觉察到自己得到的服务是怎样的。只有发生了差错，或者有竞争对手声称可以做得更好时，顾客才会意识到服务的存在。这是一件危险的事情，因为顾客只能觉察到失败和不满，对成功和满意则视而不见。”

以患者利益为中心【8.8】

医护人员不应当以自己对风险的偏好、对技术和产品的熟悉程度以及个人的价值观倾向，影响患方自主选择治疗方案。

不同的人存在不同的风险偏好和价值观，即对于生活中什么是重要的以及到底有多重要有不同的观点，有时甚至是差异巨大。有的人喜好冒险，有的人期望事情有可预见性，有的人特别在意自主掌控，而有的人则相信一切自有天定。医护人员和患方在风险偏好和价值观方面发生冲突在临床沟通中并不少见。“至于吗？就这点事！”“我都这样了，你还一副无动于衷的样子！”“不让我抽烟、喝酒，活受罪到80岁，我图啥？”等等，这其中除了对相关知识的认知理解不一致之外，显然存在风险偏好和价值观方面的冲突。

关于涉及健康问题和治疗方案选择的风险偏好和价值观冲突，还需要关注的是，对不同的风险偏好和价值观本身，很多时候难以评价对错。医护人员会结合自身的医学知识和出于患者最大健康收益的考虑提出相对合理的建议和方案，但是在风险和收益没有显著性差异的情况下，医护人员没有必要和理由把自己的倾向强加给患方。医护人员尽到解释说明的义务，确保患者知晓了决策所需要的全部信息，给予及时的解答和协助，认可并积极支持患者对治疗方案的选择，做到这些已然足够。“为别人去做别人认为的好事”，是行善的基本原则。

美国著名的生命伦理学家Beauchamp和Childress认为“医生有责任保护和促进患者利益。但当医生的个人利益，通常是经济利益，与医生对患者的忠诚发生冲突时，就会产生医学利益冲突”。而且这种冲突“威胁到医生对患者利益的忠诚”，很可能造成伤害。美国有报道称，30%～40%的手术是不应该做的，在成千上万种药物中确切有效的仅占10%，可有可无的占30%，根本无效的占60%。英国类似的研究表明，确实有效的药物只占15%。尤其是随着“高技术-高费用-高利润”的所谓“医疗产业复合体”的出现，医疗技术的发展已经给医疗服务和卫生资源的公平分配带来了巨大的挑战，给个人、家庭和社会带来沉重的经济负担以及不切实际的幻想。而另一方面，“患者”治到了最后“只剩下了脑袋”，甚至还失去了意识。美国著名医学家刘易斯（Lewis Thomas）称，这些“半吊子技术”给医学的伦理和医疗的价值带来沉重的拷问。

患方在为进行临床决策收集信息的过程中，会对医护人员稍带倾向性的信息——意见或者建议、有意或者无意——具有极强的敏感性，这些信息对他们选定最终的治疗方案具有很强的暗示作用。正确的做法应该是，对于治疗方案，医护人员应基于患方利益最大化的角度，结合技术本身的风险和预后，提供对患方“最适合”的治疗建议。

要求医护人员在诊疗过程中做到完全的价值中立，我们认为是不现实的。在医患沟通过程中，我们强调医患共情的过程，强调医护人员要能够理解患方的故事，为之感动并采取行动。这个过程本身就是理解患方的偏好和价值观的过程，其目的也是结合患方的需求提供更具“贴合性”的治疗方案，这本身就是一个具有倾向性的过程。在此，我们强调的是，医护人员不能基于自己个人的偏好、技术认知，尤其是不能出于自身经济利益的考量而暗示患方选择某些治疗方案。

治疗操作

"偶尔去治愈，常常去帮助，总是去安慰"（"To cure sometimes，to relieve often，to comfort always"）。尽管这句话是不是来自于爱德华·利文斯顿·特鲁多医生的墓志铭尚属疑案，但它道尽了现代临床医学在疾病治疗过程中所面临的困境和无奈。今天的临床医生较之于100年前的前辈，对疾病的了解更多了，可以用于治疗的手段也更多了，但临床医学依然属于"最年轻的科学"，在患者病痛面前，还有太多我们不知道或者无能为力的。世界卫生组织对个人健康与寿命的研究发现，只有8%与所接受的卫生服务有关，其余生物学因素占15%，个人的生活方式占60%，环境因素占17%。作为有创性的临床治疗操作，治疗过程本身就存在巨大的风险和不确定性。"两害相权取其轻"，医护人员在说明风险和治疗建议以及和患方一起做出治疗选择时，常常面临这样的艰难抉择。

因此，正如进行临床检查，尤其是有创性临床检查之前一样，充分的说明解释、知情告知是医护人员必须尽到的法定义务。在"知情同意"的法律肇始案例——美国1914年"舒伦多夫诉纽约医院协会案"中，卡多佐法官（Benjamin Nathan Cardozo）在判决中写道："每一个成年且心智健全的人均有决定如何处置其自身身体的权利。即使从医学观点而言系有益之治疗，但患者具有保护自己身体不受侵犯之权利，侵害该权利即是对身体侵害的暴行（assault）。外科医师如果没有患者的同意便实施手术则构成暴行，该医师应对其损害负责。"没有患方的授权，医护人员的治疗行为就失去了合法性的基础，就成为侵害他人身体权的"暴行"，尤其是在患者权利觉醒并蓬勃发展的当下，在治疗前告知并获得患方的书面授权显得尤为重要。

门诊诊疗进入治疗操作的环节，表明医患之间在病史采集和知情告知的过程中进行了有效的沟通，医患双方对疾病达成了一致的治疗方案并开始执行落实。并且，与临床检查前的沟通过程一样，治疗操作过程中医护人员在履行法定告知义务的同时，通过沟通体现医学的人性的温情同样重要。

治疗操作【9】

治疗操作沟通的定义【9.1】

治疗操作沟通是医护人员在门诊诊疗过程中，结合患方对治疗方案的选择而直接实施治疗操作的沟通过程。

在门诊诊疗中，于当次诊疗就开展的治疗操作相对较少（口腔等专业例外），基本上都是通过预约复诊的方式进行治疗。当次门诊中实施的诊疗操作因为时间上较为紧凑，对于刚刚完成的病史采集和已确定的诊疗计划，沟通过程可以简略，但是对于复诊预约手术，或者由非首诊医师进行的治疗操作，除了本部分的沟通内容之外，还应当与患者一起简单回顾之前的沟通内容，以加深患者理解，确认对治疗方案的选择。

在临床检查的沟通过程中，我们讨论了知情告知的标准问题，即如何评价医护人员是否尽到了“说明”的义务。在实际的沟通过程中，还存在一个需要关注的重要问题，就是要确保知情告知的对象“适格”（“具备法律关系当事人的资格”）并由此具备做出同意授权的法定要求。在门诊诊疗过程中，以下情形需要医护人员特别关注：

第一，当患者是未成年人或不具有民事行为能力的成年人时，其治疗同意授权应当来自于其法定监护人或者指定监护人。

对于未成年人，显而易见父母是其法定监护人，但是在门诊的诊疗过程中，孩子的爷爷奶奶、姥姥姥爷甚至是家里的阿姨带来就诊的情况不在少数，还经常可以看到学校的老师带着受伤或者病痛孩子就诊的情形。在此情况下，对于有创性的治疗操作，必须征得孩子父母的同意才可实施；对于连续性的治疗操作，至少在首次确定治疗计划时应当由父母做出同意授权，在后续常态化的治疗过程中，可以在未成年人的非法定监护人陪同下完成治疗；但当需要调整治疗方案或者治疗的过程可能出现特定的风险时，还是需要患儿的法定监护人到场，必要时还需重新履行知情告知和同意授权的程序。不具有民事行为能力的成年人的有创性治疗的授权类似于未成年人，不过在法律上，除了法定监护人（其配偶、父母和成年子女等），还可能包含其指定监护人（成年兄弟姐妹、居民/村民委员会等）。

第二，当患方对于是否选择治疗或者某种特定的治疗方案存在重大分歧时，应当充分尊重成年患者本人的同意授权并应当给予患方足够的时间进行讨论，尽量达成一致。在病情允许的情况下，不要急于实施风险性较高、费用较高或者治疗周期较长等的治疗措施。患方内部的重大分歧是导致医疗纠纷高发的一个重要危险因素。一个重大的疾病、高风险的治疗手段或者经济负担较重的知情选择，不仅仅是患者个人的事情，往往也是家庭的重大决策，参与决策的人越多，需要的信息也就越多，时间也会越长。此时，应当给予患方足够的时间来理解、消化治疗的风险和收益，使患方形成相对一致的意见，并尽量由成年患者本人或者其“意定监护人”（书面授权的委托人）做出是否接受治疗的最终决定。

履行治疗说明义务【9.2】

医护人员应当就治疗操作的意义、目的、风险等进行预先说明。

对于手术、特殊治疗等操作，还应当向患方说明替代性方案、费用等患方关心的信息，并取得患方的明确同意。

“涉及我的健康和生死，没有我的参与，一切都毫无疑义。”我们已经反复多次强调这句话对于患方的重要性。

医疗行为本身具有一定的风险性和不确定性，离开了患者的知情同意，医疗行为就失去了其合法性的前提。从法理的角度来讲，患者知情同意是具有人身损害性医疗行为的“违法性阻却事由”（“指排除行为违法性的理由”），即如果不存在这样的事实，则医疗行为可能构成违法。所有医护人员应时刻谨记：知情同意权是知情基础上的同意。知情告知只是为了保障患者能够有足够的信息做出同意的授权。因此，从目的解释的角度来说，所有可能影响患者做出同意决策的相关信息都应该是医护人员应当告知的范围，而不仅仅是我们在此列举的“治疗操作的意义、目的、风险”等有限的项目。显然，由此医护人员应当告知的范围变成了一个缺乏统一规范的、没有明确边界的个性化判断标准，需要医护人员结合特定的治疗项目，尤其是患方关切的信息，进行充分的说明解释。其中治疗操作的意义、目的、风险，包括可选择的治疗方案、费用、疗程等，都只是医护人员所必须告知内容的一个参考范围，可在患方没有提出具体问题的情况下逐项进行说明。在实际的诊疗过程中，最重要的是不断征询患方是否存在其他需要澄清或者补充的信息，从而符合知情告知的个性化标准。

患者的知情同意不限于对治疗方案的选择。在王岳教授主编的《医患关系与医患沟通》一书中，根据我国现行的法律法规，认为患者的自主决定权主要包括：①有权自主选择医疗单位、医疗服务方式和医务人员；②有权自主决定接受或不接受任何一项医疗服务，特殊情况下，如患者生命危急、意识不清而不能自主表达意见，可由患者家属决定；③有权拒绝非医疗活动；④有权决定出院时间，但患者只能在医疗行为终结前行使此权利，且必须签署一项声明或说明，说明患者的出院与医疗单位判断相悖；⑤有权决定转院治疗，但在病情极不稳定或随时可能危及生命的情况下，应签署一份书面文件，说明是在临床医师的充分说明和自身充分理解的基础上作出的决定；⑥有权根据自主原则自付费用以及指定专家讨论病情；⑦有权拒绝或接受任何指定的药物、检查、处理或治疗，并有权知道相应的后果；⑧有权自主决定其遗体或器官如何使用；⑨有权享受来访及外界联系，但应在遵守医院规章制度的基础之上；⑩其他依法应当由患者自主决定的事项。以上信息供大家在工作中参考。

医生：江女士，我刚才跟您说了好几件事，包括种植牙修复的过程、风险和费用，以及大概的疗程，不知道我说清楚了没有？［总结告知要点，确认患者知晓情况］

患者：您说得很清楚了。我下半年公司比较忙。按照您说的，好像整个疗程下来需要差不多6个月时间，不知道如果我实在来不了，是不是可以提前或者延迟一点啊？

医生：好的，我知道了。6个月是一个比较常规的治疗周期，最终治疗时长要看种植体植入后骨结合的情况，如果结合得好，适当提前是可以的。如果您到时候确实时间不好安排，推后延迟几个月肯定是可以的。［结合问题，给予补充说明］

患者：那太好了！先初定晚一点戴牙冠吧，不用往前赶。过了11月份我基本上就忙完了，到时候我再跟您确定时间。

医生：可以，没问题。那您还有其他问题吗？［征询患者是否还有问题，履行个性化告知义务］

患者：所有的费用是今天一下交清吗？

医生：不用。今天可以把种植手术的时间定下来，手术日交种植部分的费用；取修复模型的时候，可以再交修复部分的费用。［继续结合患者问题，给予补充说明］

患者：好，知道了，我没有问题了。谢谢您。

治疗中的人文关怀【9.3】

可让患方直视的治疗操作过程或者医护人员有效的言语提示，可以消除患方对治疗过程的恐惧，提高对治疗过程和效果的认知，改善就医体验。

中国古语有云："百闻不如一见。"

在临床诊疗过程中，患者如果能够直接看到治疗的过程，就会对治疗本身有一个更加直观、深刻的认识，也会对服务的结果有更多"获得感"，治疗后的依从性也会更高。当然，临床上的很多治疗操作还是非常有视觉冲击力的，尤其是涉及全麻外科切除等大手术时，患者本人看不了，家属估计也看不下去，不宜也不应向患方进行展示；还有就是医院感染等问题，其他非手术人员参与或者手术可视化的过程可能会增加一些额外的风险或者成本等，需要综合考虑。

直接展示治疗操作还需要考虑另外一个重要的问题，即直接展示的过程会对开展治疗操作的医护人员产生心理上的影响，由此可能导致患者安全问题。研究表明，对于复杂的、操作人员不太熟练以及需要多人密切配合的操作，展示过程可能会造成操作过程中失误的概率增加，造成额外的风险；而对于简单的、操作人员极其熟练的操作，有人观摩则反而可能增加操作者的积极性，提升操作过程的效率和效果。

总之，让患方看到治疗操作的过程可以作为一种直观、可视化的沟通技巧，医护人员可以结合治疗操作具体的情形和患方的意愿综合考虑，予以关注、思考、设计以及合理应用。

在有创性的诊疗操作过程中，如何消除患者的紧张心理是另一个非常重要的现实问题。试想，在对患者而言极为陌生的环境下，在特定的诊疗操作场景中，患者被各种铺巾和手术器械所环绕，或者面对着闪烁的灯光、发出各种嗡鸣的庞大机器，除了自身内心对治疗风险存在极大的担忧外，单单这些场景本身就会给患者带来极大的心理压力。

研究表明，患者对诊疗过程的恐惧和对治疗效果的担忧存在很大的差异。对治疗效果的担忧主要源于对各种诊疗风险发生概率不确定性的焦虑。治疗前，患方对可能发生的风险已经有了初步的了解，如有一柄“达摩克利斯”之剑悬于头顶之上，这柄剑是否会坠落下来以及何时坠落，就像一块巨大的石头始终压在患方的心头，思之让人忧虑。

而对诊疗过程的恐惧则主要源于对诊疗操作过程本身的无知，比如绝大多数人都存在的“牙科恐惧症”（dental phobia），甚至被认为是一种心理疾患。导致这种“恐惧”的原因很多，除了曾经“可怕”的就医经历、极其糟糕的医患沟通过程等之外，很大一部分源于患者看到牙科治疗过程中所采用的各种“奇怪”“锋利”“尖锐”的仪器设备，脑补医生用它们在其狭小的口腔空间内进行复杂治疗操作的各种“不敢想象”“充满恐怖”的画面，进而不寒而栗、头皮发麻。因此，在治疗操作前或者治疗操作过程中，医护人员采用明确的解释说明以及言语提示可以有效消除患者因对治疗过程“无知”所产生的恐惧感和心理的应激强度，使患者更好地配合支持，并获得更加轻松的治疗体验。其中，在治疗操作过程中的言语提示还可以起到转移患者注意力从而减轻不适感的作用。

当患者的精神高度紧张、神经处于极度敏感的状态下时，额外的信息可以“让大脑忙起来”，从而有效分散患者的关注点，降低神经敏感度。这种做法不仅在临床治疗的场景中有效，在很多其他的生活和工作场景中都是有用的技巧。

结束诊疗

结束诊疗的过程并不像医患双方说一句“再见”那么简单，它除了要复习特定的沟通内容并建立起应对诊疗后可能风险的应急预案外，还肩负着维护和巩固已经建立的信任的医患关系，以及根据患者特殊病情进行必要的转诊或者应急救治等内容。效果良好的“结束诊疗”沟通过程是在回应诊疗伊始良好的第一印象的基础上，医患之间从“陌生人”走向“不期而遇”的朋友关系的过程；或者从服务营销的角度，是医患之间由基于医疗服务的“顾客关系”走向相互信任的“伙伴”关系的过程。其中，根据首诊医师负责制的要求，在诊疗的过程中，根据患者病情特征开展必要的转诊、会诊或者应急救治，也是基于患者安全、以患者为中心的必然要求。

结束诊疗【10】

结束诊疗沟通的定义【10.1】

结束诊疗是当次就诊结束前，医护人员向患方解释说明的沟通过程。

在结束诊疗过程中，建议以医护人员为主导推进医患沟通过程。医护人员应主动提供信息，增加患者对本次就诊的认识，加深其对可能风险的关注，并构建应急处置的预案。尤其是医护人员可以结合患者的病史，开展健康教育，从而持续提升患者就医的安全感、获得感，增进信任，防范风险。

有学者提出，在结束诊疗的时候，医护人员应当“从椅子上站立起来，以示对患者的尊重，并提倡将患者送到诊室门口”或者“与患者握手告别，微笑恭送”，“主动提供个人的手机号码”等。在很多商业性服务的沟通培训中，都会提到服务人员在见到顾客或者恭送顾客时要呈现“露出8颗牙齿”的标准“商业性微笑”。对此，我们认为应适可而止，并且这些做法是否符合感控的要求或者是否会影响诊疗的效率都值得探讨。当然，如果有专门的服务协助人员或者类似于高端诊所的服务礼宾人员，这么做倒也不失为一种提升服务档次和患者就医感受的可用手段。

结束诊疗前的说明要点【10.2】

诊疗结束前，医护人员应当向患方说明以下信息：

复习已完成的沟通要点【10.2.1】

已经完成的检查和治疗。

何为患者体验？在《患者第二——改善医患关系之根本》一书中，作者用通俗的话说就是：在和医生会面结束后，患者回到家对他的配偶所说的话。

不妨试想一下：当患者回到家，能跟家里人说些什么呢？他们通常只能谈论自己就医的主观体验，比如男大夫如何帅气、配合护士如何严厉、等待时间如何长、花的钱到底值不值，等等；对于医学专业的问题，或者本次诊疗中医护人员冒着风险开展的最主要的检查和治疗，以及诊疗费用花在了什么地方，尽管医护人员进行了专门的告知，他们可能依然没有概念，更无法描述。日本学者的研究显示，患方很少能够从专业和技术的角度来评价诊疗服务质量，而只是根据在接受服务过程中形成的主观体验来评价服务质量。医患双方在服务质量评价标准上的差异，导致了很多时候医患之间冲突的产生。医护人员从患者治疗效果的角度承受了很大的风险、付出了很多额外的劳动，但患者可能毫不知情、毫无“感激之意”“感恩之心”，甚至“好心成了驴肝肺”。这其中最主要的问题在于患方对医护人员所承受的风险和额外的付出确实一无所知，反而认为这就是正常的，“反正我花了钱”，一切理所当然。

在此我们复习一下西奥多·莱维特所说的话：“如果一切正常，顾客几乎不会觉察到自己得到的服务是怎样的。只有发生了差错，或者有竞争对手声称可以做得更好时，顾客才会意识到服务的存在。这是一件危险的事情，因为顾客只能觉察到失败和不满，对成功和满意则视而不见。”因此，在患者即将离开诊室，将要向他的家人和朋友谈论今天的就诊经历时，告诉患者得到了什么样的诊疗服务是重要的和必要的，包括钱花在了哪里，钱如何花得值。

因此，在患方将要离开时，复习已经完成的检查和治疗至少具有两个作用：一是进一步加深患者对所告知的信息要点的知晓，提升记忆效果，加深对诊疗服务和诊疗服务效果的认知；二是为患者准备好回去后跟家人、朋友讲“看病故事”的素材，让他们能够从技术和体验两个角度，更加生动丰富、“栩栩如生”地展开“故事”的情节，不仅让患者自己相信，同样也给患者提供说服其家里人和朋友的理由：这病看得很及时，钱花到了刀刃上，钱花得值。

强调诊疗后风险事项【10.2.2】

本次诊疗后可能出现的不适，需要患方关注的风险和事项。

诊疗后的风险永远都是存在的，关于风险的提醒永远都不会显得多余。

再一次提醒患方关注诊疗后的风险，尤其是患方离院后需要特别关注的事项，这是在结束诊疗过程中医护人员应当重点沟通的关键信息之一——说与不说、患者是否理解并记住，都直接关系到服务质量和患者安全，怎么强调都不为过！

有一种戏谑的说法：当医护人员强调了风险而患者也记住了，则当这种风险发生时，患者的体验就是“这大夫真是神医！果然一语中的”！相反，如果大夫没有说到或者对风险强调得不够，患者没记住，则当风险发生时，即使患者没有回来“讨个说法”，心里对大夫累积起来的信任也已经荡然无存。

所以，从沟通技巧的角度而言，此时告知风险和注意事项应该是一个“抛飞盘”的沟通过程，不仅仅要说，更要确认患方是否理解并记住了，要征询并回答患方的问题。从沟通的方式上，可以增加一些书面的“术后须知”、“小图片”或者网络链接等，让患者能够随时获得相关的信息，提高沟通的记忆效果。

构建风险应急预案【10.2.3】

当上述风险发生或者出现其他异常情况时，可以采取的解决办法或者寻求帮助的途径。

只告知风险和注意事项，不提供应对风险和意外情况的解决方案，不仅无益于患者安全和医疗质量，反而会增加更多的患方质疑和投诉风险！

如前所述，在患者离开前告知需要关注的风险和注意事项非常重要——说与不说、患者是否理解并记住，怎么强调都不为过！但这只是医患双方共同应对风险的第一步，让患方在出现特定的风险或异常情况时得到及时有效的解决办法或救济途径，这才是更为关键的第二步。第一步是基础，但是如果在第一步踏出之后没有第二步的承接，则会给服务质量、患者安全或者医患关系、医患互信带来更大的影响，也更不应该。第一步和第二步合在一起，构建了门诊患者诊疗后的风险应急预案。

在构建门诊患者诊疗后应急预案的过程中，除了医患之间的充分沟通非常重要外，对整个科室和医疗机构的管理也提出了很高的要求。门诊与急诊的衔接、首诊医师与非首诊医师之间的相互补场、下级医师与上级医师之间的沟通口径以及在岗医师与不在岗医师之间的相互支持等，都体现了管理的精细化程度和水平，体现了真正以患者安全为中心的服务质量和患者安全理念。这其中最常见的引起纠纷的风险点包括：①急诊医师应急处理时和门诊医师的解释说法不一致；②学生实习转科或者毕业后出现的后续问题没人管；③在首诊医师非门诊日，患者出现异常情况来院时，科室内其他医师或者其他科室没人管等。以上每一种情形的发生都预示着管理上存在着断环，都可能导致诊疗的风险和患者投诉。

确定后续安排【10.2.4】

> 随访或者复诊的建议和安排。

随访和复诊是保持诊疗服务连续性的要求，既关注于疾病治疗过程的连续性和完整性，也体现了从疾病诊疗向健康管理转变的服务理念。

复诊是一个完整诊疗过程的不同阶段，通常在结束初诊的时候都会有明确的安排，通过诊间预约的方式确定下一次的诊疗时间以及需要注意的事项。这其中体现人性化服务的细节包括能否根据患者的日程提供方便的时段选项、能否在医患双方预约变更的情况下及时有效地沟通和改约、能否准时按照预约的时间开展诊疗等。这些反映了医患之间相互承诺的可靠性，安排变化沟通不及时或者双方不守时是最为常见的问题和冲突原因。

“随访”或者“不适随访”经常是格式病历中的一句“必备用语”，是医护人员在诊疗之后为了免责而对可能发生的各种不确定性风险准备的"兜底条款"和"防御条款"。还有很多专家认为写成"随诊"比"随访"更加合理，因为"随访"似乎隐含着医护人员主动探访患者的意思。从法律的角度而言，这种做法并非完全没有价值，但在具体的争议和案例中还需要结合之前的沟通过程进行甄别评价。从医患沟通和以患者为中心的角度来看，只有随访的"医嘱"而缺乏明确告知需要"随访"的情形和及时实现随访的途径显然是不够的。随着"互联网＋医疗"的快速发展，基于互联网的诊疗服务既可以增加医患之间关系的黏性，又可以切实提高患者的治疗安全水平。

开展健康生活指导【10.2.5】

结合患者病史给予的健康生活指导和建议。

医学是一门治疗和预防疾病的艺术。

世界卫生组织的研究显示，对个人的健康与寿命有影响的相关因素中生物学因素只占 15%，剩下的 60% 取决于生活方式，17% 取决于环境因素，还有 8% 与卫生服务有关。

可见，对患者的健康和寿命而言，个人的健康生活方式承担着最主要的责任，医疗真正能够做出贡献的只占 8%。患者接受疾病诊疗的过程同样是接受健康知识和生活方式指导的过程。现代临床医疗的功能和价值已经从单纯的诊治疾病走向同时兼顾患者的健康管理，让患者在得到及时、有效诊疗的同时，获得疾病相关知识的教育和指导，改变生活方式，持续获得健康收益。

医护人员在向患者进行健康知识宣教的过程中，总是希望患者的大脑就像是一个"空桶"，只需要把对他们有利的、需要他们记住的信息"倒给"他们就行了，他们也会自然而然地照做不误。事实上，每一位患者大脑中都有自己的看法、习惯、价值观、对于疾病的解释体系，甚至自己的个性、脾气、"知错但依然放纵"的任性和偏执等。因此，健康宣教绝对不是一个简单的知识传递和普及过程，它涉及解释、引导、说服等一系列过程，需要运用知识、方法和策略，在传递知识的基础上，改变对方的行为，同时也是“观念”和“意志力”的较量，形成所谓的“依从性”。

在门诊诊疗过程中，结合患者疾病的发展过程以及诊疗方案的实施，开展有针对性的健康教育和生活指导具有先天有利的条件，也更容易取得更好的效果。毕竟患者的“教训”就在眼前，痛楚和磨难正在持续，相关的知识和危害变得更加具体和真实。在信息化时代的当下，各种营养、养生、防病和治病的信息遍布于网络，每个人似乎都可以大谈特谈一番“颇有心得”的养生学问，但其是否真实有效、科学合理，是否能在生活中真正可行却很难说，而疾病诊疗的过程却为宣传健康的科学理念和知识提供了一个“绝佳”的机会。正如村上春树说的那样，“痛苦无法避免，但磨难却可以选择”，已有的病痛已然来到面前，但是持续的苦难却可以通过行为改变而得以免除。

诊疗过程中的健康宣教除了要结合患者的病情之外，还要尽量精准和数字化。比如对患者说“您要减肥了”或者“您要好好刷牙”，其作用可能十分有限，换为说“希望两个月后复查时，您的体重能控制在160斤左右”或者“希望您能够做到每天早晚两次，每次按照我们刚才教的方法刷牙三分钟”，其效果会明显好于过于笼统、宽泛地向患者提出建议。

著名医学家西格里斯曾经说过：“医学的目的是社会的，不仅是治疗疾病，使某个机体康复，还包括使人康复后得以适应环境，成为一个有用的社会成员。”

医疗应为劳动者赋能，促使其重新回归社会。

巩固医患互信关系【10.3】

诊疗结束时，医护人员可以对患方在诊疗过程的积极参与给予肯定和鼓励，并就患方对医疗机构和医护人员的选择和信任表示感谢。

构建良好医患关系的努力应贯穿整个门诊医患沟通的全过程，从始至终。

人际交往始终是一种复杂的情感交流活动。不管人际间的关系是陌生的还是熟悉的，是松散的还是相互依赖的，在交往中能够得到对方的肯定和鼓励、赞美和感谢都是我们每个人所渴望的，它们就像人际交往中拉近彼此情感距离的工具和法宝。渴望得到别人的肯定和赞美是人作为社会性动物的一种天性，能够时常鼓励和感谢别人是一种生活的智慧和交往的天赋，没有人不为之喜悦，也没有人不因之受益。尤其在医患沟通的特殊场景下，医护人员对患者的肯定和鼓励、赞美和感谢能够有效巩固医患之间短时间内建立起来的信任关系，继续拉近医患之间的心理距离，大幅度增强患者就医的获得感，提高满意度。

在门诊医患沟通过程中，肯定和鼓励是对患方参与沟通过程的肯定，这是对事实状态的一种认可和确认。患方能够积极配合医护人员的诊疗过程，积极敞开心扉，与医护人员交流、讨论对治疗的想法、担忧和期待，甚至在检查和治疗过程中能够忍受痛苦、付出代价……对于患方而言，这些可能是看病就诊所必须要付出和经历的，对于医护人员而言也可能感到理所当然。但是，在诊疗结束之前，医护人员对此给予肯定和鼓励再一次表明了在整个诊疗过程中，在患者承受痛苦的过程中，医护人员认知到了、体会到了患者的痛苦并始终与之“同在”。这能够让患者在面对后续的风险和痛苦时充满信心、蓄积力量，让医患之间的“战友关系”更加紧密，情感上的纽带更加稳固。

赞美和感谢是对患者健康生活观念以及对医护人员给予理解支持的情感表达。对医护人员而言，患者的就诊行为本身就是一种值得肯定的行为，而能够发生本次的诊疗，更多的是出于患者的选择和信任。“没有患哪有医”，看病接诊不仅是医护人员的权利，更是医护人员一份难得的荣耀。没有广大患者的选择和支持，怎能成为“良医”和“大医”？正如希波克拉底所说：“病人是医生最好的老师。”正是因为病人给了医生不断实践的机会，医生才能够取得今天的成就和达到目前的学术境界，医学才能够发展到如今的水平。

正如前面所有医患沟通技巧中强调的那样，对患者的肯定和鼓励、赞美和感谢要当着患者的面说出来，不要藏在心里，不要吝啬也不用害羞，尤其是当着孩子父母的面不要吝惜对孩子的溢美之词。生活中很多人际交往的技巧和规则同样适用于医患沟通的情景。

多肯定和夸奖病人是医护人员充满自信和内心光明的表现。

医生：小张同志，如你所说，完美的人生总得拔一两个智齿。你今天第一次拔智齿的表现可圈可点。[直接给予肯定]

病人：还是大夫您水平高。打麻药的时候我都紧张得快不能呼吸了！

医生：嗯，是的，所以我拍了好几下你的肩膀。刚开始时表现确实一般，过于紧张，但是拔的时候表现得确实不错，没有乱动，值得表扬。[结合事实，给予肯定]

病人：是啊是啊，您这两下是如来神掌，赐予我力量，我心里一下子就踏实了。

医生：继续努力！你离完美人生还差两颗智齿的距离，希望下次你再拔的时候我就不用施展如来神掌了。而且，既然你学会了如来神掌，等下次你朋友来拔的时候，你也给我当场表演一下啊。[继续肯定和鼓励]

病人：好嘞，没问题。碰上您真是太幸运了！我回去动员一下我那帮哥们儿，有智齿的都来您这儿报到！

会诊和转诊义务【10.4】

医护人员根据患方病情，认为需要前往其他专业或者医疗机构就诊的，应当向患方进行充分说明，必要时可以协助会诊或转诊。

现代医学学科分工越来越细，医院越大、分科越多，医护人员的专业范围就越窄。作者有一次去某专长于骨科疾病诊治的医院就诊，才知道有的专家几十年就重点看一个椎体的疾病，分工之细让人叹为观止。过细的分工让某些疾病得到了深入的研究和可靠的治疗，但是对于就诊的患者来说，第一次能否找到准确的就诊专业，或者一些跨专业的疾病如何得到及时的诊疗，可能存在较大的问题。近些年来，不断推进的多学科诊疗（multi- disciplinary team，MDT）模式正是基于这样的现实需求而产生的，即让疾病诊疗围绕患者的需求而不是临床研究和分工的需要进行设置，以患者为中心，把相关的专业整合在一起，围绕疾病的系统诊疗构建临床安排，实现患者收益的最大化，提高就诊体验。

MDT 通常是以某一种特定疾病或者某几个特定专业相对固定的组合而进行的临床安排，但是门诊诊疗中需要向其他专业或者机构转诊的需求远远超出了几个固定 MDT 的范围，结合患者病情，需要转诊的情况大量存在。在此情况下，首诊医师具有特定的转诊告知义务，应当向患者充分告知在本次就诊、本专业甚至本机构现有的情况下，患者后续诊疗应当采取的必要流程和专业计划，并尽可能提供转诊或者会诊的安排。这可以看成是广义治疗方案的一部分，不是以特定的诊疗操作而是以完整的治疗计划和协助安排加以实现。

应急处置义务【10.5】

患者因病情急迫而需要紧急会诊或者转诊的，医护人员应当在保障患者安全的情况下联系会诊或者转诊。

维护患者的健康乃至生命永远是医疗从业者的第一要务。在临床诊疗过程中，当发现患者的病情变化很快，或者出现了需要紧急处置的急症而需要急会诊或者转诊时，应当立即启动相关的程序。这是首诊负责制的必然要求，也是以患者为中心、对患者生命健康负责的最基本的要求。在需要紧急处置的情况下，医患之间的沟通结构和技巧都会发生很大的变化。“病情就是命令”“人命至贵”，要始终把患者的生命健康放在最为重要的位置，此刻要彰显医护人员技术权威的价值，这样做既符合法律的规定，也满足职业伦理的要求。

门诊医患沟通的其他规定

把门诊医患沟通的过程按阶段进行划分，分别建立结构并融入技巧，是一种把复杂的沟通过程进行简单化的尝试，从而使门诊医患沟通过程形成标准化的沟通场景和沟通结构成为可能。显然，门诊医患沟通中面临的情形还有很多，很难都统一纳入到一个标准的分类中去，还有一些特殊的情况可能出现在沟通过程的所有阶段或者特定的情景中，以此单列，希望引起大家的关注。

门诊医患沟通的其他规定【11】

关注沟通中的沉默【11.1】

医护人员应当关注患方在门诊诊疗沟通过程中的沉默，给患方留出相应的时间，关注患方沉默后的反馈。

此时无声胜有声。

在诊疗过程中，伴有焦虑、担忧甚至紧张、恐惧的患者不在少数。当患者处于这种强烈的情绪状态中时，其对周围的反应会变得相对迟钝，或者心不在焉、注意力不集中。因此，在沟通的过程中，医护人员应当给患方足够的时间，让其接受和思考被告知的内容。尤其是当一些重大疾病（如恶性肿瘤）的诊断信息、巨大的诊疗风险或者沉重的医疗费用突然降临在患方面前时，任何人都很难保持头脑清醒和思维敏捷。在巨大的坏消息的冲击下，每个人都需要缓一缓、静一静，需要时间消化这些消息，然后才能做出反应并听进去新的内容。

同时，在沟通过程中，当我们不认同或者不完全认同对方观点但一时又不便于反驳时，常常会以沉默的方式来对待。在门诊的医患沟通过程中，最常见的沉默也可能属于这种情形。此时，沉默的患者并不是没有意见，而是有明确的不同意见，只是怯于或者不愿意直接表达而已。

因此，在门诊诊疗过程中，需要知道的是沉默不是没有信息在传递，反而是有一种强烈的情感或者情绪上的压力有待爆发，对方只是处于消化、确认信息的过程中，或者在酝酿、压抑内心剧烈的冲动，寻找合适的方式爆发出来。对于重大诊疗消息所导致的沉默，医护人员应当给予积极的非语言的支持，比如轻拍患者肩膀以示支持、理解和安慰；而对于患者表示异议的沉默，应当及时与患者进行确认和澄清，了解患者真实的想法，实现与患者的信息分享。

要把停顿和沉默作为沟通中的一种特殊技巧加以应用，同时要特别关注患方在沟通过程中沉默所传递出来的信息和情感。

最后，特别要记住，要关注患者的沉默，因为通常沉默中包含的负面信息比较多。

权变型医患沟通模式【11.2】

医护人员在门诊诊疗服务过程中，应当结合疾病的类型、患方的心理特征、现有诊疗的阶段和已有的沟通效果，灵活调整沟通结构和主要技巧。

人际交往的技巧分为两种类型。在周毅教授主编的《人际交往和医患沟通》里，作者认为：一种是体现个人风格的特殊交往技巧，另一种是体现人际交往共同规律的一般交往技巧。

一般性的、职业化的沟通技巧是一个行业从业者的职业规范和执业技能的一部分，也是编写本指引所努力的方向。它体现了行业中特有的情景和特殊的需求。它往往强调规范性和效率，能够被从业者学习和掌握，并具备良好的沟通效能。而基于个人风格的特殊交往技巧往往与一个人的性格或者气质有关，有后天学习的成分，但更多的是与生俱来的，他人可以学习模仿但不能强求。对于医患沟通的能力和技巧，之前存在的诸多误解在于，有些人过于强调了沟通过程中的个人风格而忽略了职业性、一般性的沟通技巧，把医患沟通的能力看成是个人性格特质的一部分，忽视或者放弃了规范化学习和系统培训的价值和意义。

有效的医患沟通是一个螺旋式演进的过程，不是一个线性的过程，中间伴随着角色主次的变化、沟通内容的反复和调整，以及在不断达成共识基础上的持续向前推进。沿着这条逻辑线索，每一个医护人员需要在此基础上，结合医患沟通的目的，构建属于自己的沟通结构和技巧，彰显自己的沟通风格和特色。

但是，医患沟通过程中过于强调结构和技巧又会从真理走向谬误。真正需要强调的是，医患沟通的目的是分享信息、意义和感受并达成共识，其本质在于建立并维持一种良好的人际互动关系。人际交往不仅仅是人与人之间通过各种形式的交流而在情感、认知和行为上产生相互影响的过程，还是个体参与社会生活的基本能力，也是一种状态适应的能力，即一种愉快地调整与周围环境关系的能力。亚里士多德曾说：“从本质上讲，人是一种社会性动物；那些生来离群索居的个体，要么不值得我们关注，要么不是人类。社会从本质上看是先于个体而存在的。那些不能过公共生活，或者可以自给自足不需要过公共生活，因而不参与社会的，要么是兽类，要么是上帝。”

人的这种对公共生活的参与、社会性关系和网络的建立并维系，很大程度上就是通过沟通来实现的。因此，在强调“仁术”“博爱”和“慈悲”的医患沟通过程中，过于强调结构和技巧会导致形式重于目的，本末倒置、舍本逐末。

门诊医患沟通的情形千差万别，疾病不同、患者各异，“标准化”沟通的场景时刻变化，尤其是沟通结构可能会让沟通过程受到限制，使之成为一种照章办事的流程，让本来可以分享情感的过程失去灵魂；而技巧更是如此，原本希望体现温情和人性的医患谈话不能全靠“技巧”来实现，医护人员不是职业化的演员，不能通过刻意的“表演”来博取患方的信任和理解。在医患沟通真实互动的“交互界面”，需要我们的医护人员能够“真情流露”而不是“表层扮演”，要能够深切地认同医疗行业与生俱来的悲悯情怀，意识到与患者共情的临床意义，把知识和情感以最有效的方式融合起来、呈现出来、应用下去，从而实现医患沟通过程中“两种知识”的融合和“两个世界”的交汇。

有很多学者认为，当下呼唤医学人文回归、强调医学人文教育其实是对现行临床医学主流模式的反思，表达了对临床医学越来越非人化发展的不满，尤其是强调要在现有医学教育中增加并不断强化医学人文精神和职业素养的教育和训练，增强医学生和医护人员以患者为中心的医患沟通能力。正如丽塔·卡伦所说，尊重别人的能力、共情的能力、利他主义和伦理责任感，这些品行“是从婴儿期就要发展和培养的”。“有人指责说医生与生俱来的共情能力、对他人痛苦的尊重以及伦理识别能力在医学培养过程中减弱了。在对医生的教育过程中，他们目睹的痛苦多了，心肠变硬了”，原本先天具有的本能在后天的职业化教育中被湮灭了，这正是医学职业本身要反思和检讨的内容。因此，应从医学生开始，加强医学人文教育与职业伦理道德的培养，一如鲁迅先生在《狂人日记》里发出的呐喊：“救救孩子。”

张大庆教授曾说：“躬行更待深知。”本指引正是出于对医患沟通必要性和重要性的充分认知，出于对现有的临床医患沟通现状和效果的反思，并基于十五年医疗纠纷接待处置的深切体验进行的一种探索，即对于一个非常复杂的问题，先初步制定一个可供后续继续讨论的方案，从而让更多的医护人员和学者专家在现有基础上进行不断的修改完善，由此有效形成门诊医患沟通的“金科玉律”，真正达到医患互信的理想之地。虽然很多问题本来就没有标准答案，但并不意味着寻找答案的努力就是徒劳无益的，因为追寻答案的过程其实就是不断接近真知、得到真知的过程。

真正好的沟通虽宜用脑，更应用心。

可感知的医患沟通【11.3】

医疗服务过程中，医疗机构和医护人员可以采用多种媒介和手段，让患方尽可能看到、听到或者触摸到沟通的内容，提升患方对沟通信息的认知，改善就医体验。

自1982年芬兰学者格罗鲁斯（Gronroos）提出顾客感知服务质量模型以来，其一直是服务质量评价方面广为接受的理论之一。该理论认为顾客的感知决定了服务质量。顾客在接受服务以前，对于可能接受的服务内容会有一个逐步清晰的预期，在得到了实际的服务之后，顾客再将服务预期与感知到的服务进行对比，两者之间的差异就会形成服务质量评价，即服务质量（SQ）是期望的服务（E）与感知的服务（P）之间的差距。若E＝P，则患者满意；若E＞P，则患者不满意；若E＜P，则患者可能会感受到惊喜。

1985年，美国学者潘拉索拉曼（A. Parasuraman）、瓦拉里·蔡特哈姆尔（Valarie A. Zeithaml）和伦纳德·贝瑞（Leonard L. Berry）（学界常称为“PZB”组合）在顾客感知服务质量模型的基础上，提出了服务质量评价的具体维度，并以此设计出了被广泛使用的度量方法——SERVQUAL量表。PZB认为，评价服务质量可以从以下五个维度进行，即有形性、可靠性、响应性、保证性和移情性。在上述五个维度的基础上，SERVQUAL量表共开发出22个具体的问题，分别测量顾客对各个维度的“服务预期”和“服务感知”，再根据SQ、E和P之间的关系，得出顾客对服务质量整体或者某一维度的评价。

与有形的产品相比，医疗服务的无形性给患方对服务质量的感知带来很大的影响，其中最大的问题就是医患双方对服务质量的评价采用明显不同的标准：医护人员采用技术规范标准，强调规范和效率；而患者采用自己的主观感知标准，强调体验和价值。无数的医疗纠纷都是这种医患双方不同“判断标准”的差异所导致的。医疗服务无形性导致的另一个挑战就是对医患沟通的挑战。向缺乏医学知识的患者充分说明疾病的发生和发展过程、治疗方案的原理和细节以及不同诊疗方案风险之间的差异等确实不太容易，而让患者充分理解这些信息又是提高患者就医获得感的关键，没有听懂就不会理解诊疗过程中的所得——“我不知道就代表我不曾得到过”。正如“e-戴夫”在其书中讲过的例子一样，对于专业人员而言，“一旦你搞懂了它的原理，你就会发现它是非常清楚明白的”，例如对于核物理学家们来说，原子弹爆炸的原理是如此简单明了，而对于普通的大众来说，这些道理却显得如此不可思议。我们不能把医患沟通的失败归咎于因为“没有找到足够聪明的患者”。作为专业人员，不能把自己知道也需要对方知道的信息说得清楚明白，这本身就是一种“缺乏能力”的表现。

菲利普·莱维特认为，对无形服务进行有形化的展示其实是在向顾客表达一种承诺：“我们的服务结果将会是这样的。”就像餐馆里的菜单一样，要让顾客看见菜做成后的样子，顺带表达的就是“待会您可以验证一下”。这样的服务承诺显然可以增加顾客购买的信心和对顾客的吸引力，这种帮助顾客提供“证据”的方式可简化顾客后续维权的成本和难度，当然也会提升顾客的满意度。

在诊疗服务过程中，现在的医疗机构和医护人员确实越来越重视通过多种媒介和手段，让患方尽可能看到、听到或者触摸到医护人员告知解释的内容，甚至这种“沟通的过程”已经超越了狭义的医患之间单次面对面沟通的场景。从医疗机构各种网络平台的宣教资料（视频、动画等），到诊前、诊中和诊后精准推送的各种须知、贴士和小提醒，再到门诊诊疗过程中医护人员通过镜子、图片、视频、实物演示等方式进行的现场告知，这些都可以看作是遵循这一原则所做出的各种尝试和努力。现在很多民营的口腔医疗机构在装修时把消毒室放在患者最容易看见的地方，并且采用透明玻璃以进行展示，让患者直接看见工作人员为器械消毒的场景，或者医护人员在接诊时当着患者的面洗手、戴手套，当着患者的面拆开一次性物品的包装袋等，都是基于这种可视化的沟通理念——“以看得见的方式沟通，让沟通看得见”。

“为服务融入顾客情感价值”，20世纪90年代美国学者约瑟夫·派恩和詹姆斯·吉尔默就提出体验经济的时代已经来临的论断，并且认为体验经济是服务经济向更高层次的发展和提升，甚至是人类经济发展的新阶段。那么，面对体验经济的日益繁荣，如何将消费者的体验追求融入到企业经营管理和客户服务中呢？正如丹麦学者罗尔夫·詹森所倡导的，在服务产品中浓缩和提升消费者的“体验”，探索基于顾客参与的、订制模式的新营销策略，转变服务经济理念，乃是当今世界服务产业厂商和服务经济学者日益关注的热门话题。服务经济的体验化发展，也就是传统经济向体验经济的转移，是一种以顾客体验及转化为基础的经济模式。体验就是企业以服务为舞台、以商品为道具，环绕消费者创造出值得消费者记忆和回忆的活动。目前体验经济已经初露端倪，看过电影《甲方乙方》或者《私人订制》的观众都会有这样的观感。如果某一天，临床技术发展到可以让患者本人参与到疾病诊断或者手术操作的过程中，参与到医疗服务产品的制作过程中，那么患者就不仅仅是在体验服务的过程，而且是直接参与并创造了服务本身。

医患沟通冲突应对【11.4】

在门诊诊疗沟通过程中，如果患方对医护人员的诊疗技术流露出不信任或者对服务态度表达不满意，医护人员可以与患方一起探寻具体的原因并给予必要的解释。经解释后仍难以消除患方不信任或者不满意的，医护人员应当终止医患沟通的过程，告知或尊重患方表达意见的合理途径。

不要与你的病人进行争论，更不要与你的病人进行争吵。这不是职业化的医护人员所为。

“雪崩时，没有一片雪花是无辜的”。在门诊发生的医患沟通冲突中没有人是完全正确、完全无辜的，医患双方大抵如此！

相互信任的医患关系是建立在相互理解和相互支持的基础上的。如果没有相互信任，医患沟通就不会进行下去，也就不会进行到疾病诊疗的实质性过程中去，而没有实质性开展诊疗的医患沟通，就不会在医患之间产生明显的医患冲突；如果说有，那只有一种情形，就是在还没正式开展诊疗服务时，患方就因为医护人员傲慢、恶劣的服务态度而投诉。当正处于沟通中的医患之间发生冲突时，其原因往往是医护人员不听患者陈述和提问，或者是告知解释过于简单含糊，或者是治疗效果不如患者的预期等。对于所有这些问题，医护人员都没有与患者进行争论或者争吵的必要和理由。

反映服务过程中存在的不满是患方拥有的法定权利，其甚至与所反映问题本身的对错没有关系，医护人员和医院管理者应当充分尊重。从医疗服务质量管理的角度来说，从失败的医疗服务中吸取教训和经验、向患者学习是一种持续提升质量的有效途径，医护人员需要辩证地、以积极的心态看待服务过程中的投诉问题。因此，当诊疗服务过程中发现医患双方存在信任危机、出现沟通不畅时，合理的选择是直面存在的问题，以委婉的方式询问患者的想法，寻找并共同化解存在的误解，或者当患者已经表达了要通过某种方式表达不满时，及时保留已经完成的诊疗工作痕迹，做好全面完整的病历记录，这些才是最为合理和有效的做法。“脱掉白大褂教训患者”绝不应当是一个经过专业培训的医护人员所为；而对患者的不信任或质疑视而不见，继续进行存在风险的诊疗行为更不是合理的选择。采用“把脑袋埋进沙里，把问题留在外面”的鸵鸟行为，或者对医患之间已然存在的罅隙或已经荡然无存的医患互信漠不关心，不仅不会消除掉医患之间的矛盾，反而会让双方原本的矛盾不断扩大，并可能导致医患之间的更大冲突。

要学会尊重一个要去投诉你的患者，无论对错。乐意指正一个陌生人错误的人，很多时候不乏勇气、正义和对你真心的关爱，或者内心确实受到了极大的委屈。再不济，我们也要记住法国启蒙思想家、素有“法国良心”之称的伏尔泰说的那句：“我坚决反对你的观点，但是我会誓死捍卫你说话的权利。”

不要惧怕冲突，但是要谨防冲突失去控制。“心理弹性”是心理学研究的一个重要课题，其核心就是一个人在面对生活和工作中的压力事件时所表现出的心理“反弹能力”，也就是能够迅速化解外部压力、恢复到心理平衡的原始状态的能力，也有人称之为心理的“韧性”“抗压能力”等。一个人有良好的心理抗压能力意味着他对逆境有良好的适应性，所谓“山崩于前而色不变”。对于医护人员而言，正如奥斯勒所说：“你们所要面对的，是一个生活在沮丧之中的人，你们却活得快乐得多；碰到你们，他少不了会无理取闹，不免会扰乱了你内心的宁静。这个人的前途未卜，不仅要靠我们的科学和技术，他也跟我们一样，是一个有血有肉、怀有希望和恐惧的人。”因此，医护人员应当能够“去包容我们不幸的邻人”，具有一种在面对他人因被痛苦折磨而无理取闹时保持内心平静的能力。

不要拿别人的过错来惩罚自己，跟自己无故生气和较劲，这是最愚蠢的行为。这正如莎士比亚所说，不要因为别人的怒火而焚烧自己。工作本就是生活的一部分，从工作的挫折中不断汲取奋勇前进的力量，是无数成功者必备的能力和成功的秘诀。尤其对一名从医者而言，能够从容面对饱受病痛折磨的患者的无理取闹，本身就是一场难得的修行。

最后，不要去试图说服、争取一个不信任你的病人，尤其是当治疗存在风险的时候！

实习医生：您好，赵女士，我看您问了好几次我的身份。我也跟您说了我是实习生，进入临床实习已经有七个月了，也接诊了很多像您这样的患者。您是不是还是不太相信我的诊疗能力？［直面问题，补充自己的信息，确认患者的想法］

病人：我还是希望能让你们老师帮我看。我不是不信任你，只是觉得你太年轻了。

实习医生：我理解您的想法，很多病人刚开始都有这样的想法。您看这样行不行，您要是不放心的话，毕竟今天还没有正式开始诊疗，我可以给您退号，别耽误您看病，您说呢？［表达感受，提供第一个解决方案］

病人：那倒不用，你们医院的号太难挂了！

实习医生：那这样也行。我先听听您的情况，做一个全面的检查，把前期该做的辅助检查也都做了，搞清楚您的主要问题，后续如果治疗难度大，或者您觉得还需要由上级专家来做，您再选择换上级大夫怎么样？［继续提供解决方案，但不勉强患者］

病人：好，这个方案好。先搞清楚问题，后续看情况再说吧。

突发风险防范【11.5】

医护人员应当避免与患方在沟通过程中发生言语或肢体冲突。当意识到患方出现情绪不稳定或者其他可能危害医患双方人身安全或者诊疗秩序的情况时，应当立即启动必要的防范措施。

应对医患沟通中突发事件的能力是医护人员医患沟通能力中必不可少的一部分。突发事件并不令人愉快，但在医患关系不甚融洽的当下，提前为之做好准备却是非常重要的。

《三国演义》中神医华佗的悲剧故事很有代表性。面对如此狡诈多疑的“白脸”曹操，纵使华佗有可以劈开头颅治疗脑疾的神技，在没有关注并了解“患者”内心想法和品性的情况下，尤其是在没有仔细观察“医患沟通”过程中可能存在的风险的情况下，也难免落得身死道消。如果故事真实，实为千古一叹。可见，时刻关注患者的情况，防止意外事件发生，也是医护人员保护好自己的一项基本能力。

医护人员的职责在于治病救人。因此，对于诊疗过程中存在的突发意外风险，尤其是病人存在伤人或者自伤的倾向，甚至当其出现不稳定情绪时，医护人员就应该即刻启动突发事件应急预案。要引起身边人员的关注，提醒保安介入或者启动“一键报警”装置，从而把意外伤害的风险阻止在萌芽状态。

对服务有极度负面的体验时，顾客的反应就是愤怒。令人惊讶的研究结论显示，来自东方文化的顾客经历了愤怒后，更可能产生报复欲望并选择以极端的方式表达愤怒的情绪。尽管他们并不容易被激怒，而一旦越过了那个特定的界限，他们就会更有力地表达愤怒并采取行动。

需要特别强调的是，千万不要去试图说服一个处于情绪激动、愤怒甚至暴怒中的人。这是因为，当一个人处于极端情绪中时，可能会出现以下情况：一是他的大脑会处于信息接收的暂停状态，“闭上的不仅仅是他的耳朵”，所有的解释和劝说不仅无效，反而可能会刺激和放大他的情绪反应。二是处于强烈情绪状态中的人往往会变得毫无宽恕的能力，充塞其内心的只有如何快意报复。此时，他们的“理智处于短路状态”，心中的理性被完全压抑，任由澎湃的激情冲毁理性的堤坝。三是处于亢奋情绪中的人会对自己所处的状态以及自己的能力产生错觉甚至幻觉。类似于“我今天非得拍死你”“来呀，谁怕谁，有本事放马过来”这样的话千万不可当真，更不可与之较劲，等冲突过后、心平气和之时，当事人自已都会因为当时胡说八道、口无遮拦而“羞愧不已”。真正带着伤人目的的暴徒是不会事先叫嚣的，他们总是冷静地寻找可以伤人的机会并伺机而动。

不随意评价同行【11.6】

医护人员在诊疗服务过程中，不应当随意评价其他医疗机构和医护人员诊疗的过程和效果。

疾病的发生、发展是一个复杂过程，对疾病的不断深入认知和确定诊疗方案也是一个持续互动的过程，没有人能够从一开始就知道一切、做到最好。

有数据表明，临床中有将近1/4的医疗纠纷源于同行间不负责任的评价。

“之前谁看的啊？在哪看的？做大夫怎么能这样呢？”试想一下，饱受病痛折磨并心怀恐惧的患者听到这样的说法该是何种心情，心中的怒火或者委屈让人情何以堪。另外一种较为常见的情形见于临床带教，比如带教老师说“你怎么不早点叫我”“你这样操作，病人肯定受不了”。本来患者对实习生接诊就心存忐忑、时刻带着戒备之心，带教老师这样的批评无异于点燃了导火索，可能迅速引燃患者原本压抑着的不满情绪，激起愤怒。在一些特定的诊疗情景中，比如在急诊处置门诊就诊患者所出现的异常情况，或者在门诊接诊本机构或其他机构医护人员诊疗的患者，不随意评价同行就显得特别重要。“不图一时之快，不逞口舌之利”，不关爱同行、相互拆台、相互诋毁的做法，既不符合职业伦理，也不符合患者的利益。

医学中充满了可能性和不确定性，病情和患者体验也会随着时间的流逝而不断改变，本次就诊的情形可能与患者之前就诊的情况存在显著的不同。随着诊疗的推进，临床证据不断增多，治疗效果不断显现，因此，不能以现在的情形苛求在治疗早期面临的情况。对于临床实习更是如此，带教老师在沟通过程中最重要的操守就是不随意评价学生的诊疗，尤其是不能当着患者面点评或者批评学生的操作，这既是为人师者的基本要求，更是尊重患者的最基本要求。

合理解释质疑【11.7】

对于患方在诊疗服务过程中对其他医疗机构和医务人员提出的质疑，医护人员可以给予客观、合理的解释。

循证医学的核心是以证据为基础，医患沟通也要秉持同样的科学和严谨的态度。

在临床实践过程中，不乏患者就诊的目的含有让现有接诊的医护人员对其之前接受过的类似诊疗服务提供证据和说法的情形，以“证明”之前的诊疗行为存在过错，甚至“构成医疗事故”。对于此类问题，接诊的医护人员应当遵循循证医学的原则，即“我知道我看到的”，对于在临床检查过程中发现的异常情况给予明确说明并进行客观、清晰的病历记录，对异常情况发生的原因能够从医学上给予患方客观、合理的解释。事实问题是可以也应该向患者说明白写清楚的，而原因和责任问题则需要通过一定的甄别甚至法定的程序来明确。所以，在临床实践中，接诊的医护人员不应当回避在诊疗中发现的之前诊疗过程中的异常情形，要进行客观和必要的病历记录。我们不赞成替同行隐瞒已有的错误，尤其是对于明显的事实上的错误，也没有隐瞒的必要和可能，但我们应当杜绝夸大、渲染或者有意引起患方的误解和医疗争议。

病人：大夫，您知道吗？我上次在那个门诊部看完之后一直不太舒服，当时那个大夫在看病过程中老跟护士聊天，根本就没把注意力放到看牙上。

医生：根管治疗后出现不舒服的原因很多。从刚才拍的牙片看，根管内存在可疑金属影像。[对于发现的异常直接告知]

病人："可疑金属影像"，啥意思？出啥事了？

医生：您看，在根管治疗过程中，我们要用到很多细小的针，我们叫"根管扩大针"。这些扩大针在使用过程中，有可能因为金属疲劳，以及根管弯曲、钙化等多种因素而发生折断，在专业上也叫"器械分离"……[主动给予客观解释]

病人：那也不能断在里面啊？太可怕了！这么明显的医疗事故，那个大夫竟然不告诉我，我要告他。

医生：您看您的这颗牙齿，根尖的形态还是比较弯曲的，器械分离正好发生在弯曲的地方。要是我做的话，发生器械分离的风险也比较大，有时候很难避免。这样吧，我把器械分离的情形写在病历上，如果您愿意尝试的话，我们看看能否把分离的器械先取出来。[继续给予客观解释，进行病历记录，提供初步解决方案]

病人：谢谢大夫，我先不治疗了，我要找他去。

第三部分　法律法规和规范性文件

任何法律法规、规章制度和规范性文件中都包含了特定的价值判断和选择。

Calgary-Cambridge 指南沟通过程技巧（2008）[①]

开始会谈

准备

1. 把上一项任务搁在一边，注意让自己舒适、从容面对患者。

2. 集中注意力准备这次接诊。

建立初始的融洽氛围

3. 问候患者并获知患者姓名。

4. 自我介绍，说明此次接诊的作用和性质，必要时征得对方的同意。

5. 表现出兴趣和尊重，关注患者的身体舒适状态。

找出患者来就诊的原因

6. 采用恰当的开放式问题（例如："是什么问题让您到医院来？"或者"您今天想讨论什么？"或者"您今天希望回答什么问题？"），确认患者想要表述的问题或者话题。

7. 认真倾听患者的开放式叙述，不要打断其陈述或指引患者的反应。

8. 确认问题清单并对进一步的问题进行筛查（例如："头痛和乏力，还有其他的不舒服吗？"或者"您今天还有其他什么问题要说的吗？"）。

9. 商议议程，要患者和医生双方的需要都考虑在内。

采集信息

探询患者的问题

10. 鼓励患者讲故事，用患者自己的语言告诉医生问题所在和起始的

① 经授权，摘自 Silverman J，et al.，2018. 医患沟通技巧［M］. 杨雪松，译. 3 版 . 北京：中国科学技术出版社 .

过程（阐明现在就诊的原因）。

11. 采用开放和封闭式的提问技术，恰当地将提问从开放转向封闭。

12. 注意倾听，让患者说完而不要去打断，并且在回答患者问题之前，给患者留出思考的时间，或者在停顿之后继续。

13. 通过语言或非语言方式辅助促进患者的应答，如采用鼓励、沉默、重复、变换措辞及解释等方法。

14. 提取语言或非语言的线索（身体语言、患者讲述、面部表情），适时予以验证及认可。

15. 澄清患者陈述不清晰或需要补充说明的地方（如“您能解释一下您说的头晕是怎么回事吗？”）。

16. 定期总结以确认我们理解了患者所说的内容，邀请患者纠正我们的解释，或者提供更进一步的信息。

17. 使用简明的、容易理解的问题和评论，避免使用行话或太多的术语解释。

18. 确定事件的日期和顺序。

理解患者观点的其他技巧

19. 主动确定并适当探究。

- 患者的想法（如出于信仰）。
- 患者对每个问题的担忧（如担心）。
- 患者的期望（如患者的目标，患者对所述问题希望得到什么帮助）。
- 影响（患者所述的问题如何影响到患者的生活）。

20. 鼓励患者表达出自己的感受。

提供接诊咨询的结构

使组织结构明朗清晰

21. 在每一条询问的特定主线的末尾进行总结、以确认对患者问题的理解，然后再转到下一个环节。

22. 运用提示语、过渡性的陈述，从一个环节推进到另一个环节，包括为下一个环节做基本铺垫。

注意流程

23. 按逻辑顺序组织访谈的结构。

24. 注意时间安排并使访谈紧扣任务。

建立关系

运用恰当的非语言行为。

25. 表现出合适的非语言行为。

- 目光的接触、面部的表情。
- 姿态、位置、移动。
- 声音的暗示，如语速、音量、语调。

26. 如果阅读、记笔记或使用计算机，则要注意方式，不要影响对话或和谐氛围。

27. 显示出恰当的信心。

构建和谐氛围

28. 接受患者看法和感受的合理性，而不去审判。

29. 运用换位思维（设身处地）来沟通，理解并体谅患者的感受或困境，明确表示认可患者的观点和感受。

30. 提供支持，表达关心、理解及帮助的愿望，赞赏患者克服病痛所做的努力及适当的自我保健，建立信任关系。

31. 灵活地处理令人尴尬、烦扰的话题和体贴患者躯体的疼痛，包括与体格检查有关的问题。

使患者参与

32. 与患者分享看法，鼓励患者的参与（如：“我现在在想……”）。

33. 解释那些看起来非结论性的问题或体格检查部分的基本原理。

34. 在体格检查期间，解释过程、征得允许。

解释和方案制定

提供正确的信息量和信息类型

目标：给予患者全面的、恰当的信息。评估每个个体患者的信息需求；既不要太少也不要过多。

35. 形成组块并验证：要给予患者能够吸收的组块信息。验证患者是否理解，针对患者的反应来指导确定如何继续进行。

36. 评估患者的出发点：在给予患者信息时询问患者自身的状态，了解患者希望了解的信息的范围。

37. 询问患者其他有帮助的信息：如病因、预后。

38. 在恰当的时间给予解释：避免过早给予建议、信息或保证。

帮助准确地回忆和理解

目标：使信息更容易被患者记住并理解。

39. 筹划病情解释：将解释分成不连续的部分，建立逻辑顺序。

40. 运用清晰的分类或提示语（如“我想和您讨论三个重要的问题。首先……”，“现在我们可以转到……吗？”）。

41. 使用重复和总结以加固信息。

42. 运用简明的、容易理解的语言，避免使用行话或用行话解释。

43. 运用形象的方法传达信息：如图表、模型、书面信息和说明。

44. 验证患者对所给信息（或制定的计划）的理解情况，如必要时请患者用自己的话重述、确认。

取得共同理解；结合患者的看法

目标：提供与患者看法相关的病情解释和诊疗规划；找出患者对所给信息的想法和感受；鼓励互动而不是单向的传递。

45. 将病情的解释与患者的看法联系起来：与先前引出的患者的想法、担忧和希望联系起来。

46. 提供机会并鼓励患者的参与：提出问题，请求患者确认或表达疑问，恰当地做出回应。

47. 在语言和非语言中发现线索并做出反馈；如对患者提供的信息和提问的回答，信息的筛选，患者的忧虑。

48. 根据患者所给的信息、使用的词汇引出患者的信仰、反应和感受，必要时予以认可和表述。

方案制定：医患共同决策

目标：使患者了解决策制定的过程；使患者在他们所希望的水平上参与决策；增强患者对所制定方案的遵守承诺。

49. 在适当的时候分享我们的想法、意见、思考的过程和进退两难的困境。

50. 让患者参与。

- 提供建议和选择而不是指令。
- 鼓励患者说出他们自己的想法、建议。

51. 探讨治疗的选择。

52. 确定患者在做出决定时所希望参与的水平。

53. 商议双方都接受的诊疗规划。

- 表明自己对可选治疗方案的平衡或优先选择。
- 确定患者的优选方案。

54. 与患者验证。

- 是否接受规划。
- 是否所有的担忧已经被述及。

结束会谈

将来的规划

55. 与患者约定下一步和医生联系的规划。

56. 保障措施，解释可能出现的意外结果。如果治疗计划不起效果该怎么办？何时及如何寻求帮助？

确定合适的结束点

57. 简要地对会谈进行总结并明确治疗的规划。

58. 最后征询患者的意见，是否满意和同意所制定的医疗规划？是否还有什么问题需要确认和需要？

病情解释和诊疗规划的选择（包括内容和过程技巧）

如何讨论意见和问题的重要性

59. 如有可能，提供正在进行讨论的专家意见和姓名。

60. 揭示这些意见的基本原理。

61. 解释疾病的原因、严重程度、预期的转归、短期和长期的结果。

62. 探知患者的信仰、反应和担忧。

如何商议双方的行动规划

63. 讨论可选方案。如：不采取任何行动、进一步检查、药物治疗或手术、非药物治疗（理疗、助行器、流食、咨询等），预防措施。

64. 提供所能采取的行动措施或治疗信息。所涉及步骤的名称，如何起效，优点和益处，可能的副作用。

65. 获得患者对需要行动的看法，所认识到的益处、障碍、动机。

66. 接受患者的观点，必要时推介其他的观点。

67. 引出患者对规划和治疗的反应和担忧，包括接受度。

68. 将患者的生活方式、信仰、文化背景和能力纳入考虑之中。

69. 鼓励患者参与规划的实施，担负起责任并自我调整。

70. 询问患者的支持系统，讨论其他可行的支持。

如何讨论做进一步检查和步骤

71. 提供有关步骤的清晰信息。如患者可能会经历什么，怎样被告知结果。

72. 将步骤和治疗规划关联起来，价值、目的。

73. 鼓励患者进行提问和讨论潜在的焦虑或负面的结果。

中华人民共和国民法典（第六章）

2020年5月28日第十三届全国人民代表大会第三次会议通过，自2021年1月1日起施行。

第六章　医疗损害责任

第一千二百一十八条　患者在诊疗活动中受到损害，医疗机构或者其医务人员有过错的，由医疗机构承担赔偿责任。

第一千二百一十九条　医务人员在诊疗活动中应当向患者说明病情和医疗措施。需要实施手术、特殊检查、特殊治疗的，医务人员应当及时向患者具体说明医疗风险、替代医疗方案等情况，并取得其明确同意；不能或者不宜向患者说明的，应当向患者的近亲属说明，并取得其明确同意。

医务人员未尽到前款义务，造成患者损害的，医疗机构应当承担赔偿责任。

第一千二百二十条　因抢救生命垂危的患者等紧急情况，不能取得患者或者其近亲属意见的，经医疗机构负责人或者授权的负责人批准，可以立即实施相应的医疗措施。

第一千二百二十一条　医务人员在诊疗活动中未尽到与当时的医疗水平相应的诊疗义务，造成患者损害的，医疗机构应当承担赔偿责任。

第一千二百二十二条　患者在诊疗活动中受到损害，有下列情形之一的，推定医疗机构有过错：

（一）违反法律、行政法规、规章以及其他有关诊疗规范的规定；

（二）隐匿或者拒绝提供与纠纷有关的病历资料；

（三）遗失、伪造、篡改或者违法销毁病历资料。

第一千二百二十三条　因药品、消毒产品、医疗器械的缺陷，或者输入不合格的血液造成患者损害的，患者可以向药品上市许可持有人、生产者、血液提供机构请求赔偿，也可以向医疗机构请求赔偿。患者向医疗机构请求赔偿的，医疗机构赔偿后，有权向负有责任的药品上市许可持有人、生产者、血液提供机构追偿。

第一千二百二十四条　患者在诊疗活动中受到损害，有下列情形之一的，医疗机构不承担赔偿责任：

（一）患者或者其近亲属不配合医疗机构进行符合诊疗规范的诊疗；

（二）医务人员在抢救生命垂危的患者等紧急情况下已经尽到合理诊疗义务；

（三）限于当时的医疗水平难以诊疗。

前款第一项情形中，医疗机构或者其医务人员也有过错的，应当承担相应的赔偿责任。

第一千二百二十五条　医疗机构及其医务人员应当按照规定填写并妥善保管住院志、医嘱单、检验报告、手术及麻醉记录、病理资料、护理记录等病历资料。

患者要求查阅、复制前款规定的病历资料的，医疗机构应当及时提供。

第一千二百二十六条　医疗机构及其医务人员应当对患者的隐私和个人信息保密。泄露患者的隐私和个人信息，或者未经患者同意公开其病历资料的，应当承担侵权责任。

第一千二百二十七条　医疗机构及其医务人员不得违反诊疗规范实施不必要的检查。

第一千二百二十八条　医疗机构及其医务人员的合法权益受法律保护。

干扰医疗秩序，妨碍医务人员工作、生活，侵害医务人员合法权益的，应当依法承担法律责任。

中华人民共和国基本医疗卫生与健康促进法（节选）

2019 年 12 月 28 日第十三届全国人民代表大会常务委员会第十五次会议通过，自 2020 年 6 月 1 日起施行。

第一章　总则

第一条　为了发展医疗卫生与健康事业，保障公民享有基本医疗卫生服务，提高公民健康水平，推进健康中国建设，根据宪法，制定本法。

第二条　从事医疗卫生、健康促进及其监督管理活动，适用本法。

第三条　医疗卫生与健康事业应当坚持以人民为中心，为人民健康服务。

医疗卫生事业应当坚持公益性原则。

第四条　国家和社会尊重、保护公民的健康权。

国家实施健康中国战略，普及健康生活，优化健康服务，完善健康保障，建设健康环境，发展健康产业，提升公民全生命周期健康水平。

国家建立健康教育制度，保障公民获得健康教育的权利，提高公民的健康素养。

第五条　公民依法享有从国家和社会获得基本医疗卫生服务的权利。

国家建立基本医疗卫生制度，建立健全医疗卫生服务体系，保护和实现公民获得基本医疗卫生服务的权利。

第六条　各级人民政府应当把人民健康放在优先发展的战略地位，将健康理念融入各项政策，坚持预防为主，完善健康促进工作体系，组织实施健康促进的规划和行动，推进全民健身，建立健康影响评估制度，将公民主要健康指标改善情况纳入政府目标责任考核。

全社会应当共同关心和支持医疗卫生与健康事业的发展。

第七条 国务院和地方各级人民政府领导医疗卫生与健康促进工作。

国务院卫生健康主管部门负责统筹协调全国医疗卫生与健康促进工作。国务院其他有关部门在各自职责范围内负责有关的医疗卫生与健康促进工作。

县级以上地方人民政府卫生健康主管部门负责统筹协调本行政区域医疗卫生与健康促进工作。县级以上地方人民政府其他有关部门在各自职责范围内负责有关的医疗卫生与健康促进工作。

第八条 国家加强医学基础科学研究，鼓励医学科学技术创新，支持临床医学发展，促进医学科技成果的转化和应用，推进医疗卫生与信息技术融合发展，推广医疗卫生适宜技术，提高医疗卫生服务质量。

国家发展医学教育，完善适应医疗卫生事业发展需要的医学教育体系，大力培养医疗卫生人才。

第九条 国家大力发展中医药事业，坚持中西医并重、传承与创新相结合，发挥中医药在医疗卫生与健康事业中的独特作用。

第十条 国家合理规划和配置医疗卫生资源，以基层为重点，采取多种措施优先支持县级以下医疗卫生机构发展，提高其医疗卫生服务能力。

第十一条 国家加大对医疗卫生与健康事业的财政投入，通过增加转移支付等方式重点扶持革命老区、民族地区、边疆地区和经济欠发达地区发展医疗卫生与健康事业。

第十二条 国家鼓励和支持公民、法人和其他组织通过依法举办机构和捐赠、资助等方式，参与医疗卫生与健康事业，满足公民多样化、差异化、个性化健康需求。

公民、法人和其他组织捐赠财产用于医疗卫生与健康事业的，依法享受税收优惠。

第十三条　对在医疗卫生与健康事业中做出突出贡献的组织和个人，按照国家规定给予表彰、奖励。

第十四条　国家鼓励和支持医疗卫生与健康促进领域的对外交流合作。

开展医疗卫生与健康促进对外交流合作活动，应当遵守法律、法规，维护国家主权、安全和社会公共利益。

第二章　基本医疗卫生服务

第十五条　基本医疗卫生服务，是指维护人体健康所必需、与经济社会发展水平相适应、公民可公平获得的，采用适宜药物、适宜技术、适宜设备提供的疾病预防、诊断、治疗、护理和康复等服务。

基本医疗卫生服务包括基本公共卫生服务和基本医疗服务。基本公共卫生服务由国家免费提供。

第十六条　国家采取措施，保障公民享有安全有效的基本公共卫生服务，控制影响健康的危险因素，提高疾病的预防控制水平。

国家基本公共卫生服务项目由国务院卫生健康主管部门会同国务院财政部门、中医药主管部门等共同确定。

省、自治区、直辖市人民政府可以在国家基本公共卫生服务项目基础上，补充确定本行政区域的基本公共卫生服务项目，并报国务院卫生健康主管部门备案。

第十七条　国务院和省、自治区、直辖市人民政府可以将针对重点地区、重点疾病和特定人群的服务内容纳入基本公共卫生服务项目并组织实施。

县级以上地方人民政府针对本行政区域重大疾病和主要健康危险因素，开展专项防控工作。

第十八条　县级以上人民政府通过举办专业公共卫生机构、基层医疗卫生机构和医院，或者从其他医疗卫生机构购买服务的方式提供基本公共卫生服务。

第十九条　国家建立健全突发事件卫生应急体系，制定和完善应急预案，组织开展突发事件的医疗救治、卫生学调查处置和心理援助等卫生应急工作，有效控制和消除危害。

第二十条　国家建立传染病防控制度，制定传染病防治规划并组织实施，加强传染病监测预警，坚持预防为主、防治结合，联防联控、群防群控、源头防控、综合治理，阻断传播途径，保护易感人群，降低传染病的危害。

任何组织和个人应当接受、配合医疗卫生机构为预防、控制、消除传染病危害依法采取的调查、检验、采集样本、隔离治疗、医学观察等措施。

第二十一条　国家实行预防接种制度，加强免疫规划工作。居民有依法接种免疫规划疫苗的权利和义务。政府向居民免费提供免疫规划疫苗。

第二十二条　国家建立慢性非传染性疾病防控与管理制度，对慢性非传染性疾病及其致病危险因素开展监测、调查和综合防控干预，及时发现高危人群，为患者和高危人群提供诊疗、早期干预、随访管理和健康教育等服务。

第二十三条　国家加强职业健康保护。县级以上人民政府应当制定职业病防治规划，建立健全职业健康工作机制，加强职业健康监督管理，提高职业病综合防治能力和水平。

用人单位应当控制职业病危害因素，采取工程技术、个体防护和健康管理等综合治理措施，改善工作环境和劳动条件。

第二十四条　国家发展妇幼保健事业，建立健全妇幼健康服务体系，为妇女、儿童提供保健及常见病防治服务，保障妇女、儿童健康。

国家采取措施，为公民提供婚前保健、孕产期保健等服务，促进生殖健康，预防出生缺陷。

第二十五条 国家发展老年人保健事业。国务院和省、自治区、直辖市人民政府应当将老年人健康管理和常见病预防等纳入基本公共卫生服务项目。

第二十六条 国家发展残疾预防和残疾人康复事业，完善残疾预防和残疾人康复及其保障体系，采取措施为残疾人提供基本康复服务。

县级以上人民政府应当优先开展残疾儿童康复工作，实行康复与教育相结合。

第二十七条 国家建立健全院前急救体系，为急危重症患者提供及时、规范、有效的急救服务。

卫生健康主管部门、红十字会等有关部门、组织应当积极开展急救培训，普及急救知识，鼓励医疗卫生人员、经过急救培训的人员积极参与公共场所急救服务。公共场所应当按照规定配备必要的急救设备、设施。

急救中心（站）不得以未付费为由拒绝或者拖延为急危重症患者提供急救服务。

第二十八条 国家发展精神卫生事业，建设完善精神卫生服务体系，维护和增进公民心理健康，预防、治疗精神障碍。

国家采取措施，加强心理健康服务体系和人才队伍建设，促进心理健康教育、心理评估、心理咨询与心理治疗服务的有效衔接，设立为公众提供公益服务的心理援助热线，加强未成年人、残疾人和老年人等重点人群心理健康服务。

第二十九条 基本医疗服务主要由政府举办的医疗卫生机构提供。鼓励社会力量举办的医疗卫生机构提供基本医疗服务。

第三十条 国家推进基本医疗服务实行分级诊疗制度，引导非急诊患者首先到基层医疗卫生机构就诊，实行首诊负责制和转诊审核责任制，逐步建立基层首诊、双向转诊、急慢分治、上下联动的机制，并与基本医疗保险制度相衔接。

县级以上地方人民政府根据本行政区域医疗卫生需求，整合区域内政府举办的医疗卫生资源，因地制宜建立医疗联合体等协同联动的医疗服务合作机制。鼓励社会力量举办的医疗卫生机构参与医疗服务合作机制。

第三十一条　国家推进基层医疗卫生机构实行家庭医生签约服务，建立家庭医生服务团队，与居民签订协议，根据居民健康状况和医疗需求提供基本医疗卫生服务。

第三十二条　公民接受医疗卫生服务，对病情、诊疗方案、医疗风险、医疗费用等事项依法享有知情同意的权利。

需要实施手术、特殊检查、特殊治疗的，医疗卫生人员应当及时向患者说明医疗风险、替代医疗方案等情况，并取得其同意；不能或者不宜向患者说明的，应当向患者的近亲属说明，并取得其同意。法律另有规定的，依照其规定。

开展药物、医疗器械临床试验和其他医学研究应当遵守医学伦理规范，依法通过伦理审查，取得知情同意。

第三十三条　公民接受医疗卫生服务，应当受到尊重。医疗卫生机构、医疗卫生人员应当关心爱护、平等对待患者，尊重患者人格尊严，保护患者隐私。

公民接受医疗卫生服务，应当遵守诊疗制度和医疗卫生服务秩序，尊重医疗卫生人员。

第三章　医疗卫生机构

第三十四条　国家建立健全由基层医疗卫生机构、医院、专业公共卫生机构等组成的城乡全覆盖、功能互补、连续协同的医疗卫生服务体系。

国家加强县级医院、乡镇卫生院、村卫生室、社区卫生服务中心（站）和专业公共卫生机构等的建设，建立健全农村医疗卫生服务网络和城市社区卫生服务网络。

第三十五条　基层医疗卫生机构主要提供预防、保健、健康教育、疾病管理，为居民建立健康档案，常见病、多发病的诊疗以及部分疾病的康复、护理，接收医院转诊患者，向医院转诊超出自身服务能力的患者等基本医疗卫生服务。

医院主要提供疾病诊治，特别是急危重症和疑难病症的诊疗，突发事件医疗处置和救援以及健康教育等医疗卫生服务，并开展医学教育、医疗卫生人员培训、医学科学研究和对基层医疗卫生机构的业务指导等工作。

专业公共卫生机构主要提供传染病、慢性非传染性疾病、职业病、地方病等疾病预防控制和健康教育、妇幼保健、精神卫生、院前急救、采供血、食品安全风险监测评估、出生缺陷防治等公共卫生服务。

第三十六条　各级各类医疗卫生机构应当分工合作，为公民提供预防、保健、治疗、护理、康复、安宁疗护等全方位全周期的医疗卫生服务。

各级人民政府采取措施支持医疗卫生机构与养老机构、儿童福利机构、社区组织建立协作机制，为老年人、孤残儿童提供安全、便捷的医疗和健康服务。

第三十七条　县级以上人民政府应当制定并落实医疗卫生服务体系规划，科学配置医疗卫生资源，举办医疗卫生机构，为公民获得基本医疗卫生服务提供保障。

政府举办医疗卫生机构，应当考虑本行政区域人口、经济社会发展状况、医疗卫生资源、健康危险因素、发病率、患病率以及紧急救治需求等情况。

第三十八条　举办医疗机构，应当具备下列条件，按照国家有关规定办理审批或者备案手续：

（一）有符合规定的名称、组织机构和场所；

（二）有与其开展的业务相适应的经费、设施、设备和医疗卫生人员；

（三）有相应的规章制度；

（四）能够独立承担民事责任；

（五）法律、行政法规规定的其他条件。

医疗机构依法取得执业许可证。禁止伪造、变造、买卖、出租、出借医疗机构执业许可证。

各级各类医疗卫生机构的具体条件和配置应当符合国务院卫生健康主管部门制定的医疗卫生机构标准。

第三十九条　国家对医疗卫生机构实行分类管理。

医疗卫生服务体系坚持以非营利性医疗卫生机构为主体、营利性医疗卫生机构为补充。政府举办非营利性医疗卫生机构，在基本医疗卫生事业中发挥主导作用，保障基本医疗卫生服务公平可及。

以政府资金、捐赠资产举办或者参与举办的医疗卫生机构不得设立为营利性医疗卫生机构。

医疗卫生机构不得对外出租、承包医疗科室。非营利性医疗卫生机构不得向出资人、举办者分配或者变相分配收益。

第四十条　政府举办的医疗卫生机构应当坚持公益性质，所有收支均纳入预算管理，按照医疗卫生服务体系规划合理设置并控制规模。

国家鼓励政府举办的医疗卫生机构与社会力量合作举办非营利性医疗卫生机构。

政府举办的医疗卫生机构不得与其他组织投资设立非独立法人资格的医疗卫生机构，不得与社会资本合作举办营利性医疗卫生机构。

第四十一条　国家采取多种措施，鼓励和引导社会力量依法举办医疗卫生机构，支持和规范社会力量举办的医疗卫生机构与政府举办的医疗卫生机构开展多种类型的医疗业务、学科建设、人才培养等合作。

社会力量举办的医疗卫生机构在基本医疗保险定点、重点专科建设、科研教学、等级评审、特定医疗技术准入、医疗卫生人员职称评定等方面享有与政府举办的医疗卫生机构同等的权利。

社会力量可以选择设立非营利性或者营利性医疗卫生机构。社会力量举办的非营利性医疗卫生机构按照规定享受与政府举办的医疗卫生机构同等的税收、财政补助、用地、用水、用电、用气、用热等政策，并依法接受监督管理。

第四十二条　国家以建成的医疗卫生机构为基础，合理规划与设置国家医学中心和国家、省级区域性医疗中心，诊治疑难重症，研究攻克重大医学难题，培养高层次医疗卫生人才。

第四十三条　医疗卫生机构应当遵守法律、法规、规章，建立健全内部质量管理和控制制度，对医疗卫生服务质量负责。

医疗卫生机构应当按照临床诊疗指南、临床技术操作规范和行业标准以及医学伦理规范等有关要求，合理进行检查、用药、诊疗，加强医疗卫生安全风险防范，优化服务流程，持续改进医疗卫生服务质量。

第四十四条　国家对医疗卫生技术的临床应用进行分类管理，对技术难度大、医疗风险高，服务能力、人员专业技术水平要求较高的医疗卫生技术实行严格管理。

医疗卫生机构开展医疗卫生技术临床应用，应当与其功能任务相适应，遵循科学、安全、规范、有效、经济的原则，并符合伦理。

第四十五条　国家建立权责清晰、管理科学、治理完善、运行高效、监督有力的现代医院管理制度。

医院应当制定章程，建立和完善法人治理结构，提高医疗卫生服务能力和运行效率。

第四十六条　医疗卫生机构执业场所是提供医疗卫生服务的公共场所，任何组织或者个人不得扰乱其秩序。

第四十七条　国家完善医疗风险分担机制，鼓励医疗机构参加医疗责任保险或者建立医疗风险基金，鼓励患者参加医疗意外保险。

第四十八条　国家鼓励医疗卫生机构不断改进预防、保健、诊断、治疗、护理和康复的技术、设备与服务，支持开发适合基层和边远地区应用的医疗卫生技术。

第四十九条　国家推进全民健康信息化，推动健康医疗大数据、人工智能等的应用发展，加快医疗卫生信息基础设施建设，制定健康医疗数据采集、存储、分析和应用的技术标准，运用信息技术促进优质医疗卫生资源的普及与共享。

县级以上人民政府及其有关部门应当采取措施，推进信息技术在医疗卫生领域和医学教育中的应用，支持探索发展医疗卫生服务新模式、新业态。

国家采取措施，推进医疗卫生机构建立健全医疗卫生信息交流和信息安全制度，应用信息技术开展远程医疗服务，构建线上线下一体化医疗服务模式。

第五十条　发生自然灾害、事故灾难、公共卫生事件和社会安全事件等严重威胁人民群众生命健康的突发事件时，医疗卫生机构、医疗卫生人员应当服从政府部门的调遣，参与卫生应急处置和医疗救治。对致病、致残、死亡的参与人员，按照规定给予工伤或者抚恤、烈士褒扬等相关待遇。

第四章　医疗卫生人员

第五十一条　医疗卫生人员应当弘扬敬佑生命、救死扶伤、甘于奉献、大爱无疆的崇高职业精神，遵守行业规范，恪守医德，努力提高专业水平和服务质量。

医疗卫生行业组织、医疗卫生机构、医学院校应当加强对医疗卫生人员的医德医风教育。

第五十二条　国家制定医疗卫生人员培养规划，建立适应行业特点和社会需求的医疗卫生人员培养机制和供需平衡机制，完善医学院校教育、毕业后教育和继续教育体系，建立健全住院医师、专科医师规范化培训制度，建立规模适宜、结构合理、分布均衡的医疗卫生队伍。

国家加强全科医生的培养和使用。全科医生主要提供常见病、多发病的诊疗和转诊、预防、保健、康复，以及慢性病管理、健康管理等服务。

第五十三条　国家对医师、护士等医疗卫生人员依法实行执业注册制度。医疗卫生人员应当依法取得相应的职业资格。

第五十四条　医疗卫生人员应当遵循医学科学规律，遵守有关临床诊疗技术规范和各项操作规范以及医学伦理规范，使用适宜技术和药物，合理诊疗，因病施治，不得对患者实施过度医疗。

医疗卫生人员不得利用职务之便索要、非法收受财物或者牟取其他不正当利益。

第五十五条　国家建立健全符合医疗卫生行业特点的人事、薪酬、奖励制度，体现医疗卫生人员职业特点和技术劳动价值。

对从事传染病防治、放射医学和精神卫生工作以及其他在特殊岗位工作的医疗卫生人员，应当按照国家规定给予适当的津贴。津贴标准应当定期调整。

第五十六条　国家建立医疗卫生人员定期到基层和艰苦边远地区从事医疗卫生工作制度。

国家采取定向免费培养、对口支援、退休返聘等措施，加强基层和艰苦边远地区医疗卫生队伍建设。

执业医师晋升为副高级技术职称的，应当有累计一年以上在县级以下或者对口支援的医疗卫生机构提供医疗卫生服务的经历。

对在基层和艰苦边远地区工作的医疗卫生人员，在薪酬津贴、职称评定、职业发展、教育培训和表彰奖励等方面实行优惠待遇。

国家加强乡村医疗卫生队伍建设，建立县乡村上下贯通的职业发展机制，完善对乡村医疗卫生人员的服务收入多渠道补助机制和养老政策。

第五十七条 全社会应当关心、尊重医疗卫生人员，维护良好安全的医疗卫生服务秩序，共同构建和谐医患关系。

医疗卫生人员的人身安全、人格尊严不受侵犯，其合法权益受法律保护。禁止任何组织或者个人威胁、危害医疗卫生人员人身安全，侵犯医疗卫生人员人格尊严。

国家采取措施，保障医疗卫生人员执业环境。

第五章 药品供应保障

第五十八条 国家完善药品供应保障制度，建立工作协调机制，保障药品的安全、有效、可及。

第五十九条 国家实施基本药物制度，遴选适当数量的基本药物品种，满足疾病防治基本用药需求。

国家公布基本药物目录，根据药品临床应用实践、药品标准变化、药品新上市情况等，对基本药物目录进行动态调整。

基本药物按照规定优先纳入基本医疗保险药品目录。

国家提高基本药物的供给能力，强化基本药物质量监管，确保基本药物公平可及、合理使用。

第六十条 国家建立健全以临床需求为导向的药品审评审批制度，支持临床急需药品、儿童用药品和防治罕见病、重大疾病等药品的研制、生产，满足疾病防治需求。

第六十一条 国家建立健全药品研制、生产、流通、使用全过程追溯制度，加强药品管理，保证药品质量。

第六十二条 国家建立健全药品价格监测体系，开展成本价格调查，加强药品价格监督检查，依法查处价格垄断、价格欺诈、不正当竞争等违法行为，维护药品价格秩序。

国家加强药品分类采购管理和指导。参加药品采购投标的投标人不得以低于成本的报价竞标，不得以欺诈、串通投标、滥用市场支配地位等方式竞标。

第六十三条　国家建立中央与地方两级医药储备，用于保障重大灾情、疫情及其他突发事件等应急需要。

第六十四条　国家建立健全药品供求监测体系，及时收集和汇总分析药品供求信息，定期公布药品生产、流通、使用等情况。

第六十五条　国家加强对医疗器械的管理，完善医疗器械的标准和规范，提高医疗器械的安全有效水平。

国务院卫生健康主管部门和省、自治区、直辖市人民政府卫生健康主管部门应当根据技术的先进性、适宜性和可及性，编制大型医用设备配置规划，促进区域内医用设备合理配置、充分共享。

第六十六条　国家加强中药的保护与发展，充分体现中药的特色和优势，发挥其在预防、保健、医疗、康复中的作用。

第六章　健康促进

第六十七条　各级人民政府应当加强健康教育工作及其专业人才培养，建立健康知识和技能核心信息发布制度，普及健康科学知识，向公众提供科学、准确的健康信息。

医疗卫生、教育、体育、宣传等机构、基层群众性自治组织和社会组织应当开展健康知识的宣传和普及。医疗卫生人员在提供医疗卫生服务时，应当对患者开展健康教育。新闻媒体应当开展健康知识的公益宣传。健康知识的宣传应当科学、准确。

第六十八条　国家将健康教育纳入国民教育体系。学校应当利用多种形式实施健康教育，普及健康知识、科学健身知识、急救知识和技能，提高学生主动防病的意识，培养学生良好的卫生习惯和健康的行为习惯，减少、改善学生近视、肥胖等不良健康状况。

学校应当按照规定开设体育与健康课程，组织学生开展广播体操、眼保健操、体能锻炼等活动。

学校按照规定配备校医，建立和完善卫生室、保健室等。

县级以上人民政府教育主管部门应当按照规定将学生体质健康水平纳入学校考核体系。

第六十九条 公民是自己健康的第一责任人，树立和践行对自己健康负责的健康管理理念，主动学习健康知识，提高健康素养，加强健康管理。倡导家庭成员相互关爱，形成符合自身和家庭特点的健康生活方式。

公民应当尊重他人的健康权利和利益，不得损害他人健康和社会公共利益。

第七十条 国家组织居民健康状况调查和统计，开展体质监测，对健康绩效进行评估，并根据评估结果制定、完善与健康相关的法律、法规、政策和规划。

第七十一条 国家建立疾病和健康危险因素监测、调查和风险评估制度。县级以上人民政府及其有关部门针对影响健康的主要问题，组织开展健康危险因素研究，制定综合防治措施。

国家加强影响健康的环境问题预防和治理，组织开展环境质量对健康影响的研究，采取措施预防和控制与环境问题有关的疾病。

第七十二条 国家大力开展爱国卫生运动，鼓励和支持开展爱国卫生月等群众性卫生与健康活动，依靠和动员群众控制和消除健康危险因素，改善环境卫生状况，建设健康城市、健康村镇、健康社区。

第七十三条 国家建立科学、严格的食品、饮用水安全监督管理制度，提高安全水平。

第七十四条 国家建立营养状况监测制度，实施经济欠发达地区、重点人群营养干预计划，开展未成年人和老年人营养改善行动，倡导健康饮食习惯，减少不健康饮食引起的疾病风险。

第七十五条 国家发展全民健身事业，完善覆盖城乡的全民健身公共服务体系，加强公共体育设施建设，组织开展和支持全民健身活动，加强全民健身指导服务，普及科学健身知识和方法。

国家鼓励单位的体育场地设施向公众开放。

第七十六条 国家制定并实施未成年人、妇女、老年人、残疾人等的健康工作计划，加强重点人群健康服务。

国家推动长期护理保障工作，鼓励发展长期护理保险。

第七十七条 国家完善公共场所卫生管理制度。县级以上人民政府卫生健康等主管部门应当加强对公共场所的卫生监督。公共场所卫生监督信息应当依法向社会公开。

公共场所经营单位应当建立健全并严格实施卫生管理制度，保证其经营活动持续符合国家对公共场所的卫生要求。

第七十八条 国家采取措施，减少吸烟对公民健康的危害。

公共场所控制吸烟，强化监督执法。

烟草制品包装应当印制带有说明吸烟危害的警示。

禁止向未成年人出售烟酒。

第七十九条 用人单位应当为职工创造有益于健康的环境和条件，严格执行劳动安全卫生等相关规定，积极组织职工开展健身活动，保护职工健康。

国家鼓励用人单位开展职工健康指导工作。

国家提倡用人单位为职工定期开展健康检查。法律、法规对健康检查有规定的，依照其规定。

第七章 资金保障（略）

第八章 监督管理（略）

第九章 法律责任

第九十八条 违反本法规定，地方各级人民政府、县级以上人民政府卫生健康主管部门和其他有关部门，滥用职权、玩忽职守、徇私舞弊的，对直接负责的主管人员和其他直接责任人员依法给予处分。

第九十九条　违反本法规定，未取得医疗机构执业许可证擅自执业的，由县级以上人民政府卫生健康主管部门责令停止执业活动，没收违法所得和药品、医疗器械，并处违法所得五倍以上二十倍以下的罚款，违法所得不足一万元的，按一万元计算。

违反本法规定，伪造、变造、买卖、出租、出借医疗机构执业许可证的，由县级以上人民政府卫生健康主管部门责令改正，没收违法所得，并处违法所得五倍以上十五倍以下的罚款，违法所得不足一万元的，按一万元计算；情节严重的，吊销医疗机构执业许可证。

第一百条　违反本法规定，有下列行为之一的，由县级以上人民政府卫生健康主管部门责令改正，没收违法所得，并处违法所得二倍以上十倍以下的罚款，违法所得不足一万元的，按一万元计算；对直接负责的主管人员和其他直接责任人员依法给予处分：

（一）政府举办的医疗卫生机构与其他组织投资设立非独立法人资格的医疗卫生机构；

（二）医疗卫生机构对外出租、承包医疗科室；

（三）非营利性医疗卫生机构向出资人、举办者分配或者变相分配收益。

第一百零一条　违反本法规定，医疗卫生机构等的医疗信息安全制度、保障措施不健全，导致医疗信息泄露，或者医疗质量管理和医疗技术管理制度、安全措施不健全的，由县级以上人民政府卫生健康等主管部门责令改正，给予警告，并处一万元以上五万元以下的罚款；情节严重的，可以责令停止相应执业活动，对直接负责的主管人员和其他直接责任人员依法追究法律责任。

第一百零二条　违反本法规定，医疗卫生人员有下列行为之一的，由县级以上人民政府卫生健康主管部门依照有关执业医师、护士管理和医疗纠纷预防处理等法律、行政法规的规定给予行政处罚：

（一）利用职务之便索要、非法收受财物或者牟取其他不正当利益；

（二）泄露公民个人健康信息；

（三）在开展医学研究或提供医疗卫生服务过程中未按照规定履行告知义务或者违反医学伦理规范。

前款规定的人员属于政府举办的医疗卫生机构中的人员的，依法给予处分。

第一百零三条 违反本法规定，参加药品采购投标的投标人以低于成本的报价竞标，或者以欺诈、串通投标、滥用市场支配地位等方式竞标的，由县级以上人民政府医疗保障主管部门责令改正，没收违法所得；中标的，中标无效，处中标项目金额千分之五以上千分之十以下的罚款，对法定代表人、主要负责人、直接负责的主管人员和其他责任人员处对单位罚款数额百分之五以上百分之十以下的罚款；情节严重的，取消其二年至五年内参加药品采购投标的资格并予以公告。

第一百零四条 违反本法规定，以欺诈、伪造证明材料或者其他手段骗取基本医疗保险待遇，或者基本医疗保险经办机构以及医疗机构、药品经营单位等以欺诈、伪造证明材料或者其他手段骗取基本医疗保险基金支出的，由县级以上人民政府医疗保障主管部门依照有关社会保险的法律、行政法规规定给予行政处罚。

第一百零五条 违反本法规定，扰乱医疗卫生机构执业场所秩序，威胁、危害医疗卫生人员人身安全，侵犯医疗卫生人员人格尊严，非法收集、使用、加工、传输公民个人健康信息，非法买卖、提供或者公开公民个人健康信息等，构成违反治安管理行为的，依法给予治安管理处罚。

第一百零六条 违反本法规定，构成犯罪的，依法追究刑事责任；造成人身、财产损害的，依法承担民事责任。

第十章 附则

第一百零七条 本法中下列用语的含义：

（一）主要健康指标，是指人均预期寿命、孕产妇死亡率、婴儿死亡率、五岁以下儿童死亡率等。

（二）医疗卫生机构，是指基层医疗卫生机构、医院和专业公共卫生机构等。

（三）基层医疗卫生机构，是指乡镇卫生院、社区卫生服务中心（站）、村卫生室、医务室、门诊部和诊所等。

（四）专业公共卫生机构，是指疾病预防控制中心、专科疾病防治机构、健康教育机构、急救中心（站）和血站等。

（五）医疗卫生人员，是指执业医师、执业助理医师、注册护士、药师（士）、检验技师（士）、影像技师（士）和乡村医生等卫生专业人员。

（六）基本药物，是指满足疾病防治基本用药需求，适应现阶段基本国情和保障能力，剂型适宜，价格合理，能够保障供应，可公平获得的药品。

第一百零八条 省、自治区、直辖市和设区的市、自治州可以结合实际，制定本地方发展医疗卫生与健康事业的具体办法。

第一百零九条 中国人民解放军和中国人民武装警察部队的医疗卫生与健康促进工作，由国务院和中央军事委员会依照本法制定管理办法。

第一百一十条 本法自2020年6月1日起施行。

中华人民共和国医师法（节选）

2021年8月20日第十三届全国人民代表大会常务委员会第三十次会议通过，自2022年3月1日起施行。

第一章　总则

第一条　为了保障医师合法权益，规范医师执业行为，加强医师队伍建设，保护人民健康，推进健康中国建设，制定本法。

第二条　本法所称医师，是指依法取得医师资格，经注册在医疗卫生机构中执业的专业医务人员，包括执业医师和执业助理医师。

第三条　医师应当坚持人民至上、生命至上，发扬人道主义精神，弘扬敬佑生命、救死扶伤、甘于奉献、大爱无疆的崇高职业精神，恪守职业道德，遵守执业规范，提高执业水平，履行防病治病、保护人民健康的神圣职责。

医师依法执业，受法律保护。医师的人格尊严、人身安全不受侵犯。

第四条　国务院卫生健康主管部门负责全国的医师管理工作。国务院教育、人力资源社会保障、中医药等有关部门在各自职责范围内负责有关的医师管理工作。

县级以上地方人民政府卫生健康主管部门负责本行政区域内的医师管理工作。县级以上地方人民政府教育、人力资源社会保障、中医药等有关部门在各自职责范围内负责有关的医师管理工作。

第五条　每年8月19日为中国医师节。

对在医疗卫生服务工作中做出突出贡献的医师，按照国家有关规定给予表彰、奖励。

全社会应当尊重医师。各级人民政府应当关心爱护医师，弘扬先进事迹，加强业务培训，支持开拓创新，帮助解决困难，推动在全社会广泛形成尊医重卫的良好氛围。

第六条 国家建立健全医师医学专业技术职称设置、评定和岗位聘任制度，将职业道德、专业实践能力和工作业绩作为重要条件，科学设置有关评定、聘任标准。

第七条 医师可以依法组织和参加医师协会等有关行业组织、专业学术团体。

医师协会等有关行业组织应当加强行业自律和医师执业规范，维护医师合法权益，协助卫生健康主管部门和其他有关部门开展相关工作。

第二章 考试和注册（略）

第三章 执业规则

第二十二条 医师在执业活动中享有下列权利：

（一）在注册的执业范围内，按照有关规范进行医学诊查、疾病调查、医学处置、出具相应的医学证明文件，选择合理的医疗、预防、保健方案；

（二）获取劳动报酬，享受国家规定的福利待遇，按照规定参加社会保险并享受相应待遇；

（三）获得符合国家规定标准的执业基本条件和职业防护装备；

（四）从事医学教育、研究、学术交流；

（五）参加专业培训，接受继续医学教育；

（六）对所在医疗卫生机构和卫生健康主管部门的工作提出意见和建议，依法参与所在机构的民主管理；

（七）法律、法规规定的其他权利。

第二十三条 医师在执业活动中履行下列义务：

（一）树立敬业精神，恪守职业道德，履行医师职责，尽职尽责救治患者，执行疫情防控等公共卫生措施；

（二）遵循临床诊疗指南，遵守临床技术操作规范和医学伦理规范等；

（三）尊重、关心、爱护患者，依法保护患者隐私和个人信息；

（四）努力钻研业务，更新知识，提高医学专业技术能力和水平，提升医疗卫生服务质量；

（五）宣传推广与岗位相适应的健康科普知识，对患者及公众进行健康教育和健康指导；

（六）法律、法规规定的其他义务。

第二十四条　医师实施医疗、预防、保健措施，签署有关医学证明文件，必须亲自诊查、调查，并按照规定及时填写病历等医学文书，不得隐匿、伪造、篡改或者擅自销毁病历等医学文书及有关资料。

医师不得出具虚假医学证明文件以及与自己执业范围无关或者与执业类别不相符的医学证明文件。

第二十五条　医师在诊疗活动中应当向患者说明病情、医疗措施和其他需要告知的事项。需要实施手术、特殊检查、特殊治疗的，医师应当及时向患者具体说明医疗风险、替代医疗方案等情况，并取得其明确同意；不能或者不宜向患者说明的，应当向患者的近亲属说明，并取得其明确同意。

第二十六条　医师开展药物、医疗器械临床试验和其他医学临床研究应当符合国家有关规定，遵守医学伦理规范，依法通过伦理审查，取得书面知情同意。

第二十七条　对需要紧急救治的患者，医师应当采取紧急措施进行诊治，不得拒绝急救处置。

因抢救生命垂危的患者等紧急情况，不能取得患者或者其近亲属意见的，经医疗机构负责人或者授权的负责人批准，可以立即实施相应的医疗措施。

国家鼓励医师积极参与公共交通工具等公共场所急救服务；医师因

自愿实施急救造成受助人损害的，不承担民事责任。

第二十八条　医师应当使用经依法批准或者备案的药品、消毒药剂、医疗器械，采用合法、合规、科学的诊疗方法。

除按照规范用于诊断治疗外，不得使用麻醉药品、医疗用毒性药品、精神药品、放射性药品等。

第二十九条　医师应当坚持安全有效、经济合理的用药原则，遵循药品临床应用指导原则、临床诊疗指南和药品说明书等合理用药。

在尚无有效或者更好治疗手段等特殊情况下，医师取得患者明确知情同意后，可以采用药品说明书中未明确但具有循证医学证据的药品用法实施治疗。医疗机构应当建立管理制度，对医师处方、用药医嘱的适宜性进行审核，严格规范医师用药行为。

第三十条　执业医师按照国家有关规定，经所在医疗卫生机构同意，可以通过互联网等信息技术提供部分常见病、慢性病复诊等适宜的医疗卫生服务。国家支持医疗卫生机构之间利用互联网等信息技术开展远程医疗合作。

第三十一条　医师不得利用职务之便，索要、非法收受财物或者牟取其他不正当利益；不得对患者实施不必要的检查、治疗。

第三十二条　遇有自然灾害、事故灾难、公共卫生事件和社会安全事件等严重威胁人民生命健康的突发事件时，县级以上人民政府卫生健康主管部门根据需要组织医师参与卫生应急处置和医疗救治，医师应当服从调遣。

第三十三条　在执业活动中有下列情形之一的，医师应当按照有关规定及时向所在医疗卫生机构或者有关部门、机构报告：

（一）发现传染病、突发不明原因疾病或者异常健康事件；

（二）发生或者发现医疗事故；

（三）发现可能与药品、医疗器械有关的不良反应或者不良事件；

（四）发现假药或者劣药；

（五）发现患者涉嫌伤害事件或者非正常死亡；

（六）法律、法规规定的其他情形。

第三十四条　执业助理医师应当在执业医师的指导下，在医疗卫生机构中按照注册的执业类别、执业范围执业。

在乡、民族乡、镇和村医疗卫生机构以及艰苦边远地区县级医疗卫生机构中执业的执业助理医师，可以根据医疗卫生服务情况和本人实践经验，独立从事一般的执业活动。

第三十五条　参加临床教学实践的医学生和尚未取得医师执业证书、在医疗卫生机构中参加医学专业工作实践的医学毕业生，应当在执业医师监督、指导下参与临床诊疗活动。医疗卫生机构应当为有关医学生、医学毕业生参与临床诊疗活动提供必要的条件。

第三十六条　有关行业组织、医疗卫生机构、医学院校应当加强对医师的医德医风教育。

医疗卫生机构应当建立健全医师岗位责任、内部监督、投诉处理等制度，加强对医师的管理。

第四章　培训和考核

第三十七条　国家制定医师培养规划，建立适应行业特点和社会需求的医师培养和供需平衡机制，统筹各类医学人才需求，加强全科、儿科、精神科、老年医学等紧缺专业人才培养。

国家采取措施，加强医教协同，完善医学院校教育、毕业后教育和继续教育体系。

国家通过多种途径，加强以全科医生为重点的基层医疗卫生人才培养和配备。

国家采取措施，完善中医西医相互学习的教育制度，培养高层次中西医结合人才和能够提供中西医结合服务的全科医生。

第三十八条　国家建立健全住院医师规范化培训制度，健全临床带教激励机制，保障住院医师培训期间待遇，严格培训过程管理和结业考核。

国家建立健全专科医师规范化培训制度，不断提高临床医师专科诊疗水平。

第三十九条　县级以上人民政府卫生健康主管部门和其他有关部门应当制定医师培训计划，采取多种形式对医师进行分级分类培训，为医师接受继续医学教育提供条件。

县级以上人民政府应当采取有力措施，优先保障基层、欠发达地区和民族地区的医疗卫生人员接受继续医学教育。

第四十条　医疗卫生机构应当合理调配人力资源，按照规定和计划保证本机构医师接受继续医学教育。

县级以上人民政府卫生健康主管部门应当有计划地组织协调县级以上医疗卫生机构对乡镇卫生院、村卫生室、社区卫生服务中心等基层医疗卫生机构中的医疗卫生人员开展培训，提高其医学专业技术能力和水平。

有关行业组织应当为医师接受继续医学教育提供服务和创造条件，加强继续医学教育的组织、管理。

第四十一条　国家在每年的医学专业招生计划和教育培训计划中，核定一定比例用于定向培养、委托培训，加强基层和艰苦边远地区医师队伍建设。

有关部门、医疗卫生机构与接受定向培养、委托培训的人员签订协议，约定相关待遇、服务年限、违约责任等事项，有关人员应当履行协议约定的义务。县级以上人民政府有关部门应当采取措施，加强履约管理。协议各方违反约定的，应当承担违约责任。

第四十二条　国家实行医师定期考核制度。

县级以上人民政府卫生健康主管部门或者其委托的医疗卫生机构、行业组织应当按照医师执业标准，对医师的业务水平、工作业绩和职业道德状况进行考核，考核周期为三年。对具有较长年限执业经历、无不良行为记录的医师，可以简化考核程序。

受委托的机构或者组织应当将医师考核结果报准予注册的卫生健康主管部门备案。

对考核不合格的医师，县级以上人民政府卫生健康主管部门应当责令其暂停执业活动三个月至六个月，并接受相关专业培训。暂停执业活动期满，再次进行考核，对考核合格的，允许其继续执业。

第四十三条 省级以上人民政府卫生健康主管部门负责指导、检查和监督医师考核工作。

第五章 保障措施（略）

第六章 法律责任

第五十四条 在医师资格考试中有违反考试纪律等行为，情节严重的，一年至三年内禁止参加医师资格考试。

以不正当手段取得医师资格证书或者医师执业证书的，由发给证书的卫生健康主管部门予以撤销，三年内不受理其相应申请。

伪造、变造、买卖、出租、出借医师执业证书的，由县级以上人民政府卫生健康主管部门责令改正，没收违法所得，并处违法所得二倍以上五倍以下的罚款，违法所得不足一万元的，按一万元计算；情节严重的，吊销医师执业证书。

第五十五条 违反本法规定，医师在执业活动中有下列行为之一的，由县级以上人民政府卫生健康主管部门责令改正，给予警告；情节严重的，责令暂停六个月以上一年以下执业活动直至吊销医师执业证书：

（一）在提供医疗卫生服务或者开展医学临床研究中，未按照规定履行告知义务或者取得知情同意；

（二）对需要紧急救治的患者，拒绝急救处置，或者由于不负责任延误诊治；

（三）遇有自然灾害、事故灾难、公共卫生事件和社会安全事件等严重威胁人民生命健康的突发事件时，不服从卫生健康主管部门调遣；

（四）未按照规定报告有关情形；

（五）违反法律、法规、规章或者执业规范，造成医疗事故或者其他严重后果。

第五十六条 违反本法规定，医师在执业活动中有下列行为之一的，由县级以上人民政府卫生健康主管部门责令改正，给予警告，没收违法所得，并处一万元以上三万元以下的罚款；情节严重的，责令暂停六个月以上一年以下执业活动直至吊销医师执业证书：

（一）泄露患者隐私或者个人信息；

（二）出具虚假医学证明文件，或者未经亲自诊查、调查，签署诊断、治疗、流行病学等证明文件或者有关出生、死亡等证明文件；

（三）隐匿、伪造、篡改或者擅自销毁病历等医学文书及有关资料；

（四）未按照规定使用麻醉药品、医疗用毒性药品、精神药品、放射性药品等；

（五）利用职务之便，索要、非法收受财物或者牟取其他不正当利益，或者违反诊疗规范，对患者实施不必要的检查、治疗造成不良后果；

（六）开展禁止类医疗技术临床应用。

第五十七条 违反本法规定，医师未按照注册的执业地点、执业类别、执业范围执业的，由县级以上人民政府卫生健康主管部门或者中医药主管部门责令改正，给予警告，没收违法所得，并处一万元以上三万元以下的罚款；情节严重的，责令暂停六个月以上一年以下执业活动直至吊销医师执业证书。

第五十八条 严重违反医师职业道德、医学伦理规范，造成恶劣社会影响的，由省级以上人民政府卫生健康主管部门吊销医师执业证书或者责令停止非法执业活动，五年直至终身禁止从事医疗卫生服务或者医学临床研究。

第五十九条 违反本法规定，非医师行医的，由县级以上人民政府卫生健康主管部门责令停止非法执业活动，没收违法所得和药品、医疗器械，并处违法所得二倍以上十倍以下的罚款，违法所得不足一万元的，按一万元计算。

第六十条 违反本法规定，阻碍医师依法执业，干扰医师正常工作、生活，或者通过侮辱、诽谤、威胁、殴打等方式，侵犯医师人格尊严、人身安全，构成违反治安管理行为的，依法给予治安管理处罚。

第六十一条 违反本法规定，医疗卫生机构未履行报告职责，造成严重后果的，由县级以上人民政府卫生健康主管部门给予警告，对直接负责的主管人员和其他直接责任人员依法给予处分。

第六十二条 违反本法规定，卫生健康主管部门和其他有关部门工作人员或者医疗卫生机构工作人员弄虚作假、滥用职权、玩忽职守、徇私舞弊的，依法给予处分。

第六十三条 违反本法规定，构成犯罪的，依法追究刑事责任；造成人身、财产损害的，依法承担民事责任。

第七章 附则

第六十四条 国家采取措施，鼓励具有中等专业学校医学专业学历的人员通过参加更高层次学历教育等方式，提高医学技术能力和水平。

在本法施行前以及在本法施行后一定期限内取得中等专业学校相关医学专业学历的人员，可以参加医师资格考试。具体办法由国务院卫生健康主管部门会同国务院教育、中医药等有关部门制定。

第六十五条 中国人民解放军和中国人民武装警察部队执行本法的具体办法，由国务院、中央军事委员会依据本法制定。

第六十六条 境外人员参加医师资格考试、申请注册、执业或者从事临床示教、临床研究、临床学术交流等活动的具体管理办法，由国务院卫生健康主管部门制定。

第六十七条 本法自 2022 年 3 月 1 日起施行。《中华人民共和国执业医师法》同时废止。

医疗机构管理条例（节选）

由国务院于1994年2月26日发布，自1994年9月1日起施行。2016年2月6日国务院令第666号修改施行。2022年，国务院令第752号《国务院关于修改和废止部分行政法规的决定》对《医疗机构管理条例》的部分条款予以修改，决定自2022年5月1日起施行。

第一章　总则

第一条　为了加强对医疗机构的管理，促进医疗卫生事业的发展，保障公民健康，制定本条例。

第二条　本条例适用于从事疾病诊断、治疗活动的医院、卫生院、疗养院、门诊部、诊所、卫生所（室）以及急救站等医疗机构。

第三条　医疗机构以救死扶伤，防病治病，为公民的健康服务为宗旨。

第四条　国家扶持医疗机构的发展，鼓励多种形式兴办医疗机构。

第五条　国务院卫生行政部门负责全国医疗机构的监督管理工作。县级以上地方人民政府卫生行政部门负责本行政区域内医疗机构的监督管理工作。

中国人民解放军卫生主管部门依照本条例和国家有关规定，对军队的医疗机构实施监督管理。

第二章　规划布局和设置审批（略）

第三章　登记（略）

第四章 执业

第二十三条　任何单位或者个人，未取得《医疗机构执业许可证》或者未经备案，不得开展诊疗活动。

第二十四条　医疗机构执业，必须遵守有关法律、法规和医疗技术规范。

第二十五条　医疗机构必须将《医疗机构执业许可证》、诊疗科目、诊疗时间和收费标准悬挂于明显处所。

第二十六条　医疗机构必须按照核准登记或者备案的诊疗科目开展诊疗活动。

第二十七条　医疗机构不得使用非卫生技术人员从事医疗卫生技术工作。

第二十八条　医疗机构应当加强对医务人员的医德教育。

第二十九条　医疗机构工作人员上岗工作，必须佩带载有本人姓名、职务或者职称的标牌。

第三十条　医疗机构对危重病人应当立即抢救。对限于设备或者技术条件不能诊治的病人，应当及时转诊。

第三十一条　未经医师（士）亲自诊查病人，医疗机构不得出具疾病诊断书、健康证明书或者死亡证明书等证明文件；未经医师（士）、助产人员亲自接产，医疗机构不得出具出生证明书或者死产报告书。

第三十二条　医务人员在诊疗活动中应当向患者说明病情和医疗措施。需要实施手术、特殊检查、特殊治疗的，医务人员应当及时向患者具体说明医疗风险、替代医疗方案等情况，并取得其明确同意；不能或者不宜向患者说明的，应当向患者的近亲属说明，并取得其明确同意。因抢救生命垂危的患者等紧急情况，不能取得患者或者其近亲属意见的，经医疗机构负责人或者授权的负责人批准，可以立即实施相应的医疗措施。

第三十三条　医疗机构发生医疗事故，按照国家有关规定处理。

第三十四条 医疗机构对传染病、精神病、职业病等患者的特殊诊治和处理，应当按照国家有关法律、法规的规定办理。

第三十五条 医疗机构必须按照有关药品管理的法律、法规，加强药品管理。

第三十六条 医疗机构必须按照人民政府或者物价部门的有关规定收取医疗费用，详列细项，并出具收据。

第三十七条 医疗机构必须承担相应的预防保健工作，承担县级以上人民政府卫生行政部门委托的支援农村、指导基层医疗卫生工作等任务。

第三十八条 发生重大灾害、事故、疾病流行或者其他意外情况时，医疗机构及其卫生技术人员必须服从县级以上人民政府卫生行政部门的调遣。

第五章 监督管理（略）

第六章 罚则

第四十三条 违反本条例第二十三条规定，未取得《医疗机构执业许可证》擅自执业的，依照《中华人民共和国基本医疗卫生与健康促进法》的规定予以处罚。

违反本条例第二十三条规定，诊所未经备案执业的，由县级以上人民政府卫生行政部门责令其改正，没收违法所得，并处 3 万元以下罚款；拒不改正的，责令其停止执业活动。

第四十四条 违反本条例第二十一条规定，逾期不校验《医疗机构执业许可证》仍从事诊疗活动的，由县级以上人民政府卫生行政部门责令其限期补办校验手续；拒不校验的，吊销其《医疗机构执业许可证》。

第四十五条 违反本条例第二十二条规定，出卖、转让、出借《医疗机构执业许可证》的，依照《中华人民共和国基本医疗卫生与健康促进法》的规定予以处罚。

第四十六条　违反本条例第二十六条规定，诊疗活动超出登记或者备案范围的，由县级以上人民政府卫生行政部门予以警告、责令其改正，没收违法所得，并可以根据情节处以1万元以上10万元以下的罚款；情节严重的，吊销其《医疗机构执业许可证》或者责令其停止执业活动。

第四十七条　违反本条例第二十七条规定，使用非卫生技术人员从事医疗卫生技术工作的，由县级以上人民政府卫生行政部门责令其限期改正，并可以处以1万元以上10万元以下的罚款；情节严重的，吊销其《医疗机构执业许可证》或者责令其停止执业活动。

第四十八条　违反本条例第三十一条规定，出具虚假证明文件的，由县级以上人民政府卫生行政部门予以警告；对造成危害后果的，可以处以1万元以上10万元以下的罚款；对直接责任人员由所在单位或者上级机关给予行政处分。

第四十九条　没收的财物和罚款全部上交国库。

第五十条　当事人对行政处罚决定不服的，可以依照国家法律、法规的规定申请行政复议或者提起行政诉讼。当事人对罚款及没收药品、器械的处罚决定未在法定期限内申请复议或者提起诉讼又不履行的，县级以上人民政府卫生行政部门可以申请人民法院强制执行。

第七章　附则

第五十一条　本条例实施前已经执业的医疗机构，应当在条例实施后的6个月内，按照本条例第三章的规定，补办登记手续，领取《医疗机构执业许可证》。

第五十二条　外国人在中华人民共和国境内开设医疗机构及香港、澳门、台湾居民在内地开设医疗机构的管理办法，由国务院卫生行政部门另行制定。

第五十三条　本条例自1994年9月1日起施行。1951年政务院批准发布的《医院诊所管理暂行条例》同时废止。

医疗纠纷预防和处理条例

2018年6月20日国务院第13次常务会议通过，现予公布，自2018年10月1日起施行。

第一章　总则

第一条　为了预防和妥善处理医疗纠纷，保护医患双方的合法权益，维护医疗秩序，保障医疗安全，制定本条例。

第二条　本条例所称医疗纠纷，是指医患双方因诊疗活动引发的争议。

第三条　国家建立医疗质量安全管理体系，深化医药卫生体制改革，规范诊疗活动，改善医疗服务，提高医疗质量，预防、减少医疗纠纷。

在诊疗活动中，医患双方应当互相尊重，维护自身权益应当遵守有关法律、法规的规定。

第四条　处理医疗纠纷，应当遵循公平、公正、及时的原则，实事求是，依法处理。

第五条　县级以上人民政府应当加强对医疗纠纷预防和处理工作的领导、协调，将其纳入社会治安综合治理体系，建立部门分工协作机制，督促部门依法履行职责。

第六条　卫生主管部门负责指导、监督医疗机构做好医疗纠纷的预防和处理工作，引导医患双方依法解决医疗纠纷。

司法行政部门负责指导医疗纠纷人民调解工作。

公安机关依法维护医疗机构治安秩序，查处、打击侵害患者和医务人员合法权益以及扰乱医疗秩序等违法犯罪行为。

财政、民政、保险监督管理等部门和机构按照各自职责做好医疗纠纷预防和处理的有关工作。

第七条 国家建立完善医疗风险分担机制，发挥保险机制在医疗纠纷处理中的第三方赔付和医疗风险社会化分担的作用，鼓励医疗机构参加医疗责任保险，鼓励患者参加医疗意外保险。

第八条 新闻媒体应当加强医疗卫生法律、法规和医疗卫生常识的宣传，引导公众理性对待医疗风险；报道医疗纠纷，应当遵守有关法律、法规的规定，恪守职业道德，做到真实、客观、公正。

第二章 医疗纠纷预防

第九条 医疗机构及其医务人员在诊疗活动中应当以患者为中心，加强人文关怀，严格遵守医疗卫生法律、法规、规章和诊疗相关规范、常规，恪守职业道德。

医疗机构应当对其医务人员进行医疗卫生法律、法规、规章和诊疗相关规范、常规的培训，并加强职业道德教育。

第十条 医疗机构应当制定并实施医疗质量安全管理制度，设置医疗服务质量监控部门或者配备专（兼）职人员，加强对诊断、治疗、护理、药事、检查等工作的规范化管理，优化服务流程，提高服务水平。

医疗机构应当加强医疗风险管理，完善医疗风险的识别、评估和防控措施，定期检查措施落实情况，及时消除隐患。

第十一条 医疗机构应当按照国务院卫生主管部门制定的医疗技术临床应用管理规定，开展与其技术能力相适应的医疗技术服务，保障临床应用安全，降低医疗风险；采用医疗新技术的，应当开展技术评估和伦理审查，确保安全有效、符合伦理。

第十二条 医疗机构应当依照有关法律、法规的规定，严格执行药品、医疗器械、消毒药剂、血液等的进货查验、保管等制度。禁止使用无合格证明文件、过期等不合格的药品、医疗器械、消毒药剂、血液等。

第十三条 医务人员在诊疗活动中应当向患者说明病情和医疗措施。需要实施手术，或者开展临床试验等存在一定危险性、可能产生不良后果的特殊检查、特殊治疗的，医务人员应当及时向患者说明医疗风险、替代医疗方案等情况，并取得其书面同意；在患者处于昏迷等无法自主作出决定的状态或者病情不宜向患者说明等情形下，应当向患者的近亲属说明，并取得其书面同意。

紧急情况下不能取得患者或者其近亲属意见的，经医疗机构负责人或者授权的负责人批准，可以立即实施相应的医疗措施。

第十四条 开展手术、特殊检查、特殊治疗等具有较高医疗风险的诊疗活动，医疗机构应当提前预备应对方案，主动防范突发风险。

第十五条 医疗机构及其医务人员应当按照国务院卫生主管部门的规定，填写并妥善保管病历资料。

因紧急抢救未能及时填写病历的，医务人员应当在抢救结束后6小时内据实补记，并加以注明。

任何单位和个人不得篡改、伪造、隐匿、毁灭或者抢夺病历资料。

第十六条 患者有权查阅、复制其门诊病历、住院志、体温单、医嘱单、化验单（检验报告）、医学影像检查资料、特殊检查同意书、手术同意书、手术及麻醉记录、病理资料、护理记录、医疗费用以及国务院卫生主管部门规定的其他属于病历的全部资料。

患者要求复制病历资料的，医疗机构应当提供复制服务，并在复制的病历资料上加盖证明印记。复制病历资料时，应当有患者或者其近亲属在场。医疗机构应患者的要求为其复制病历资料，可以收取工本费，收费标准应当公开。

患者死亡的，其近亲属可以依照本条例的规定，查阅、复制病历资料。

第十七条 医疗机构应当建立健全医患沟通机制，对患者在诊疗过程中提出的咨询、意见和建议，应当耐心解释、说明，并按照规定进行处理；对患者就诊疗行为提出的疑问，应当及时予以核实、自查，并指定有关人员与患者或者其近亲属沟通，如实说明情况。

第十八条 医疗机构应当建立健全投诉接待制度，设置统一的投诉管理部门或者配备专（兼）职人员，在医疗机构显著位置公布医疗纠纷解决途径、程序和联系方式等，方便患者投诉或者咨询。

第十九条 卫生主管部门应当督促医疗机构落实医疗质量安全管理制度，组织开展医疗质量安全评估，分析医疗质量安全信息，针对发现的风险制定防范措施。

第二十条 患者应当遵守医疗秩序和医疗机构有关就诊、治疗、检查的规定，如实提供与病情有关的信息，配合医务人员开展诊疗活动。

第二十一条 各级人民政府应当加强健康促进与教育工作，普及健康科学知识，提高公众对疾病治疗等医学科学知识的认知水平。

第三章 医疗纠纷处理

第二十二条 发生医疗纠纷，医患双方可以通过下列途径解决：

（一）双方自愿协商；

（二）申请人民调解；

（三）申请行政调解；

（四）向人民法院提起诉讼；

（五）法律、法规规定的其他途径。

第二十三条 发生医疗纠纷，医疗机构应当告知患者或者其近亲属下列事项：

（一）解决医疗纠纷的合法途径；

（二）有关病历资料、现场实物封存和启封的规定；

（三）有关病历资料查阅、复制的规定。

患者死亡的，还应当告知其近亲属有关尸检的规定。

第二十四条 发生医疗纠纷需要封存、启封病历资料的，应当在医患双方在场的情况下进行。封存的病历资料可以是原件，也可以是复制件，由医疗机构保管。病历尚未完成需要封存的，对已完成病历先行封存；病历按照规定完成后，再对后续完成部分进行封存。医疗机构应当对封存的病历开列封存清单，由医患双方签字或者盖章，各执一份。

病历资料封存后医疗纠纷已经解决，或者患者在病历资料封存满3年未再提出解决医疗纠纷要求的，医疗机构可以自行启封。

第二十五条 疑似输液、输血、注射、用药等引起不良后果的，医患双方应当共同对现场实物进行封存、启封，封存的现场实物由医疗机构保管。需要检验的，应当由双方共同委托依法具有检验资格的检验机构进行检验；双方无法共同委托的，由医疗机构所在地县级人民政府卫生主管部门指定。

疑似输血引起不良后果，需要对血液进行封存保留的，医疗机构应当通知提供该血液的血站派员到场。

现场实物封存后医疗纠纷已经解决，或者患者在现场实物封存满3年未再提出解决医疗纠纷要求的，医疗机构可以自行启封。

第二十六条 患者死亡，医患双方对死因有异议的，应当在患者死亡后48小时内进行尸检；具备尸体冻存条件的，可以延长至7日。尸检应当经死者近亲属同意并签字，拒绝签字的，视为死者近亲属不同意进行尸检。不同意或者拖延尸检，超过规定时间，影响对死因判定的，由不同意或者拖延的一方承担责任。

尸检应当由按照国家有关规定取得相应资格的机构和专业技术人员进行。

医患双方可以委派代表观察尸检过程。

第二十七条 患者在医疗机构内死亡的，尸体应当立即移放太平间或者指定的场所，死者尸体存放时间一般不得超过14日。逾期不处理的尸体，由医疗机构在向所在地县级人民政府卫生主管部门和公安机关报告后，按照规定处理。

第二十八条 发生重大医疗纠纷的，医疗机构应当按照规定向所在地县级以上地方人民政府卫生主管部门报告。卫生主管部门接到报告后，应当及时了解掌握情况，引导医患双方通过合法途径解决纠纷。

第二十九条 医患双方应当依法维护医疗秩序。任何单位和个人不得实施危害患者和医务人员人身安全、扰乱医疗秩序的行为。

医疗纠纷中发生涉嫌违反治安管理行为或者犯罪行为的，医疗机构应当立即向所在地公安机关报案。公安机关应当及时采取措施，依法处置，维护医疗秩序。

第三十条 医患双方选择协商解决医疗纠纷的，应当在专门场所协商，不得影响正常医疗秩序。医患双方人数较多的，应当推举代表进行协商，每方代表人数不超过5人。

协商解决医疗纠纷应当坚持自愿、合法、平等的原则，尊重当事人的权利，尊重客观事实。医患双方应当文明、理性表达意见和要求，不得有违法行为。

协商确定赔付金额应当以事实为依据，防止畸高或者畸低。对分歧较大或者索赔数额较高的医疗纠纷，鼓励医患双方通过人民调解的途径解决。

医患双方经协商达成一致的，应当签署书面和解协议书。

第三十一条 申请医疗纠纷人民调解的，由医患双方共同向医疗纠纷人民调解委员会提出申请；一方申请调解的，医疗纠纷人民调解委员会在征得另一方同意后进行调解。

申请人可以以书面或者口头形式申请调解。书面申请的，申请书应当载明申请人的基本情况、申请调解的争议事项和理由等；口头申请的，医疗纠纷人民调解员应当当场记录申请人的基本情况、申请调解的争议事项和理由等，并经申请人签字确认。

医疗纠纷人民调解委员会获悉医疗机构内发生重大医疗纠纷，可以主动开展工作，引导医患双方申请调解。

当事人已经向人民法院提起诉讼并且已被受理，或者已经申请卫生主管部门调解并且已被受理的，医疗纠纷人民调解委员会不予受理；已经受理的，终止调解。

第三十二条　设立医疗纠纷人民调解委员会，应当遵守《中华人民共和国人民调解法》的规定，并符合本地区实际需要。医疗纠纷人民调解委员会应当自设立之日起30个工作日内向所在地县级以上地方人民政府司法行政部门备案。

医疗纠纷人民调解委员会应当根据具体情况，聘任一定数量的具有医学、法学等专业知识且热心调解工作的人员担任专（兼）职医疗纠纷人民调解员。

医疗纠纷人民调解委员会调解医疗纠纷，不得收取费用。医疗纠纷人民调解工作所需经费按照国务院财政、司法行政部门的有关规定执行。

第三十三条　医疗纠纷人民调解委员会调解医疗纠纷时，可以根据需要咨询专家，并可以从本条例第三十五条规定的专家库中选取专家。

第三十四条　医疗纠纷人民调解委员会调解医疗纠纷，需要进行医疗损害鉴定以明确责任的，由医患双方共同委托医学会或者司法鉴定机构进行鉴定，也可以经医患双方同意，由医疗纠纷人民调解委员会委托鉴定。

医学会或者司法鉴定机构接受委托从事医疗损害鉴定，应当由鉴定事项所涉专业的临床医学、法医学等专业人员进行鉴定；医学会或者司法鉴定机构没有相关专业人员的，应当从本条例第三十五条规定的专家库中抽取相关专业专家进行鉴定。

医学会或者司法鉴定机构开展医疗损害鉴定，应当执行规定的标准和程序，尊重科学，恪守职业道德，对出具的医疗损害鉴定意见负责，不得出具虚假鉴定意见。医疗损害鉴定的具体管理办法由国务院卫生、司法行政部门共同制定。

鉴定费预先向医患双方收取，最终按照责任比例承担。

第三十五条 医疗损害鉴定专家库由设区的市级以上人民政府卫生、司法行政部门共同设立。专家库应当包含医学、法学、法医学等领域的专家。聘请专家进入专家库，不受行政区域的限制。

第三十六条 医学会、司法鉴定机构作出的医疗损害鉴定意见应当载明并详细论述下列内容：

（一）是否存在医疗损害以及损害程度；

（二）是否存在医疗过错；

（三）医疗过错与医疗损害是否存在因果关系；

（四）医疗过错在医疗损害中的责任程度。

第三十七条 咨询专家、鉴定人员有下列情形之一的，应当回避，当事人也可以以口头或者书面形式申请其回避：

（一）是医疗纠纷当事人或者当事人的近亲属；

（二）与医疗纠纷有利害关系；

（三）与医疗纠纷当事人有其他关系，可能影响医疗纠纷公正处理。

第三十八条 医疗纠纷人民调解委员会应当自受理之日起 30 个工作日内完成调解。需要鉴定的，鉴定时间不计入调解期限。因特殊情况需要延长调解期限的，医疗纠纷人民调解委员会和医患双方可以约定延长调解期限。超过调解期限未达成调解协议的，视为调解不成。

第三十九条 医患双方经人民调解达成一致的，医疗纠纷人民调解委员会应当制作调解协议书。调解协议书经医患双方签字或者盖章，人民调解员签字并加盖医疗纠纷人民调解委员会印章后生效。

达成调解协议的，医疗纠纷人民调解委员会应当告知医患双方可以依法向人民法院申请司法确认。

第四十条 医患双方申请医疗纠纷行政调解的，应当参照本条例第三十一条第一款、第二款的规定向医疗纠纷发生地县级人民政府卫生主管部门提出申请。

卫生主管部门应当自收到申请之日起5个工作日内作出是否受理的决定。当事人已经向人民法院提起诉讼并且已被受理，或者已经申请医疗纠纷人民调解委员会调解并且已被受理的，卫生主管部门不予受理；已经受理的，终止调解。

卫生主管部门应当自受理之日起30个工作日内完成调解。需要鉴定的，鉴定时间不计入调解期限。超过调解期限未达成调解协议的，视为调解不成。

第四十一条　卫生主管部门调解医疗纠纷需要进行专家咨询的，可以从本条例第三十五条规定的专家库中抽取专家；医患双方认为需要进行医疗损害鉴定以明确责任的，参照本条例第三十四条的规定进行鉴定。

医患双方经卫生主管部门调解达成一致的，应当签署调解协议书。

第四十二条　医疗纠纷人民调解委员会及其人民调解员、卫生主管部门及其工作人员应当对医患双方的个人隐私等事项予以保密。

未经医患双方同意，医疗纠纷人民调解委员会、卫生主管部门不得公开进行调解，也不得公开调解协议的内容。

第四十三条　发生医疗纠纷，当事人协商、调解不成的，可以依法向人民法院提起诉讼。当事人也可以直接向人民法院提起诉讼。

第四十四条　发生医疗纠纷，需要赔偿的，赔付金额依照法律的规定确定。

第四章　法律责任

第四十五条　医疗机构篡改、伪造、隐匿、毁灭病历资料的，对直接负责的主管人员和其他直接责任人员，由县级以上人民政府卫生主管部门给予或者责令给予降低岗位等级或者撤职的处分，对有关医务人员责令暂停6个月以上1年以下执业活动；造成严重后果的，对直接负责的主管人员和其他直接责任人员给予或者责令给予开除的处分，对有关医务人员由原发证部门吊销执业证书；构成犯罪的，依法追究刑事责任。

第四十六条 医疗机构将未通过技术评估和伦理审查的医疗新技术应用于临床的，由县级以上人民政府卫生主管部门没收违法所得，并处5万元以上10万元以下罚款，对直接负责的主管人员和其他直接责任人员给予或者责令给予降低岗位等级或者撤职的处分，对有关医务人员责令暂停6个月以上1年以下执业活动；情节严重的，对直接负责的主管人员和其他直接责任人员给予或者责令给予开除的处分，对有关医务人员由原发证部门吊销执业证书；构成犯罪的，依法追究刑事责任。

第四十七条 医疗机构及其医务人员有下列情形之一的，由县级以上人民政府卫生主管部门责令改正，给予警告，并处1万元以上5万元以下罚款；情节严重的，对直接负责的主管人员和其他直接责任人员给予或者责令给予降低岗位等级或者撤职的处分，对有关医务人员可以责令暂停1个月以上6个月以下执业活动；构成犯罪的，依法追究刑事责任：

（一）未按规定制定和实施医疗质量安全管理制度；

（二）未按规定告知患者病情、医疗措施、医疗风险、替代医疗方案等；

（三）开展具有较高医疗风险的诊疗活动，未提前预备应对方案防范突发风险；

（四）未按规定填写、保管病历资料，或者未按规定补记抢救病历；

（五）拒绝为患者提供查阅、复制病历资料服务；

（六）未建立投诉接待制度、设置统一投诉管理部门或者配备专（兼）职人员；

（七）未按规定封存、保管、启封病历资料和现场实物；

（八）未按规定向卫生主管部门报告重大医疗纠纷；

（九）其他未履行本条例规定义务的情形。

第四十八条 医学会、司法鉴定机构出具虚假医疗损害鉴定意见的，由县级以上人民政府卫生、司法行政部门依据职责没收违法所得，并处5

万元以上10万元以下罚款，对该医学会、司法鉴定机构和有关鉴定人员责令暂停3个月以上1年以下医疗损害鉴定业务，对直接负责的主管人员和其他直接责任人员给予或者责令给予降低岗位等级或者撤职的处分；情节严重的，该医学会、司法鉴定机构和有关鉴定人员5年内不得从事医疗损害鉴定业务或者撤销登记，对直接负责的主管人员和其他直接责任人员给予或者责令给予开除的处分；构成犯罪的，依法追究刑事责任。

第四十九条　尸检机构出具虚假尸检报告的，由县级以上人民政府卫生、司法行政部门依据职责没收违法所得，并处5万元以上10万元以下罚款，对该尸检机构和有关尸检专业技术人员责令暂停3个月以上1年以下尸检业务，对直接负责的主管人员和其他直接责任人员给予或者责令给予降低岗位等级或者撤职的处分；情节严重的，撤销该尸检机构和有关尸检专业技术人员的尸检资格，对直接负责的主管人员和其他直接责任人员给予或者责令给予开除的处分；构成犯罪的，依法追究刑事责任。

第五十条　医疗纠纷人民调解员有下列行为之一的，由医疗纠纷人民调解委员会给予批评教育、责令改正；情节严重的，依法予以解聘：

（一）偏袒一方当事人；

（二）侮辱当事人；

（三）索取、收受财物或者牟取其他不正当利益；

（四）泄露医患双方个人隐私等事项。

第五十一条　新闻媒体编造、散布虚假医疗纠纷信息的，由有关主管部门依法给予处罚；给公民、法人或者其他组织的合法权益造成损害的，依法承担消除影响、恢复名誉、赔偿损失、赔礼道歉等民事责任。

第五十二条　县级以上人民政府卫生主管部门和其他有关部门及其工作人员在医疗纠纷预防和处理工作中，不履行职责或者滥用职权、玩忽职守、徇私舞弊的，由上级人民政府卫生等有关部门或者监察机关责令改正；依法对直接负责的主管人员和其他直接责任人员给予处分；构成犯罪的，依法追究刑事责任。

第五十三条　医患双方在医疗纠纷处理中，造成人身、财产或者其他损害的，依法承担民事责任；构成违反治安管理行为的，由公安机关依法给予治安管理处罚；构成犯罪的，依法追究刑事责任。

第五章　附则

第五十四条　军队医疗机构的医疗纠纷预防和处理办法，由中央军委机关有关部门会同国务院卫生主管部门依据本条例制定。

第五十五条　对诊疗活动中医疗事故的行政调查处理，依照《医疗事故处理条例》的相关规定执行。

第五十六条　本条例自 2018 年 10 月 1 日起施行。

医疗质量安全核心制度要点

（国家卫生健康委员会 2018 年 4 月）

医疗质量安全核心制度是指在诊疗活动中对保障医疗质量和患者安全发挥重要的基础性作用，医疗机构及其医务人员应当严格遵守的一系列制度。根据《医疗质量管理办法》，医疗质量安全核心制度共 18 项。本要点是各级各类医疗机构实施医疗质量安全核心制度的基本要求。

一、首诊负责制度

（一）定义

指患者的首位接诊医师（首诊医师）在一次就诊过程结束前或由其他医师接诊前，负责该患者全程诊疗管理的制度。医疗机构和科室的首诊责任参照医师首诊责任执行。

（二）基本要求

1. 明确患者在诊疗过程中不同阶段的责任主体。

2. 保障患者诊疗过程中诊疗服务的连续性。

3. 首诊医师应当作好医疗记录，保障医疗行为可追溯。

4. 非本医疗机构诊疗科目范围内疾病，应告知患者或其法定代理人，并建议患者前往相应医疗机构就诊。

二、三级查房制度

（一）定义

指患者住院期间，由不同级别的医师以查房的形式实施患者评估、制定与调整诊疗方案、观察诊疗效果等医疗活动的制度。

（二）基本要求

1. 医疗机构实行科主任领导下的三个不同级别的医师查房制度。三个不同级别的医师可以包括但不限于主任医师或副主任医师–主治医师–住院医师。

2. 遵循下级医师服从上级医师，所有医师服从科主任的工作原则。

3. 医疗机构应当明确各级医师的医疗决策和实施权限。

4. 医疗机构应当严格明确查房周期。工作日每天至少查房 2 次，非工作日每天至少查房 1 次，三级医师中最高级别的医师每周至少查房 2 次，中间级别的医师每周至少查房 3 次。术者必须亲自在术前和术后 24 小时内查房。

5. 医疗机构应当明确医师查房行为规范，尊重患者、注意仪表、保护隐私、加强沟通、规范流程。

6. 开展护理、药师查房的可参照上述规定执行。

三、会诊制度

（一）定义

会诊是指出于诊疗需要，由本科室以外或本机构以外的医务人员协助提出诊疗意见或提供诊疗服务的活动。规范会诊行为的制度称为会诊制度。

（二）基本要求

1. 按会诊范围，会诊分为机构内会诊和机构外会诊。机构内多学科会诊应当由医疗管理部门组织。

2. 按病情紧急程度，会诊分为急会诊和普通会诊。机构内急会诊应当在会诊请求发出后 10 分钟内到位，普通会诊应当在会诊发出后 24 小时内完成。

3. 医疗机构应当统一会诊单格式及填写规范，明确各类会诊的具体流程。

4. 原则上，会诊请求人员应当陪同完成会诊，会诊情况应当在会诊单中记录。会诊意见的处置情况应当在病程中记录。

5. 前往或邀请机构外会诊，应当严格遵照国家有关规定执行。

四、分级护理制度

（一）定义

指医护人员根据住院患者病情和（或）自理能力对患者进行分级别护理的制度。

（二）基本要求

1. 医疗机构应当按照国家分级护理管理相关指导原则和护理服务工作标准，制定本机构分级护理制度。

2. 原则上，护理级别分为特级护理、一级护理、二级护理、三级护理 4 个级别。

3. 医护人员应当根据患者病情和（或）自理能力变化动态调整护理级别。

4. 患者护理级别应当明确标识。

五、值班和交接班制度

（一）定义

指医疗机构及其医务人员通过值班和交接班机制保障患者诊疗过程连续性的制度。

（二）基本要求

1. 医疗机构应当建立全院性医疗值班体系，包括临床、医技、护理部门以及提供诊疗支持的后勤部门，明确值班岗位职责并保证常态运行。

2. 医疗机构实行医院总值班制度，有条件的医院可以在医院总值班外，单独设置医疗总值班和护理总值班。总值班人员需接受相应的培训并经考核合格。

3. 医疗机构及科室应当明确各值班岗位职责、值班人员资质和人数。值班表应当在全院公开，值班表应当涵盖与患者诊疗相关的所有岗位和时间。

4. 当值医务人员中必须有本机构执业的医务人员，非本机构执业医务人员不得单独值班。当值人员不得擅自离岗，休息时应当在指定的地点休息。

5. 各级值班人员应当确保通讯畅通。

6. 四级手术患者手术当日和急危重患者必须床旁交班。

7. 值班期间所有的诊疗活动必须及时记入病历。

8. 交接班内容应当专册记录，并由交班人员和接班人员共同签字确认。

六、疑难病例讨论制度

（一）定义

指为尽早明确诊断或完善诊疗方案，对诊断或治疗存在疑难问题的病例进行讨论的制度。

（二）基本要求

1. 医疗机构及临床科室应当明确疑难病例的范围，包括但不限于出现以下情形的患者：没有明确诊断或诊疗方案难以确定、疾病在应有明确疗效的周期内未能达到预期疗效、非计划再次住院和非计划再次手术、出现可能危及生命或造成器官功能严重损害的并发症等。

2. 疑难病例均应由科室或医疗管理部门组织开展讨论。讨论原则上应由科主任主持，全科人员参加。必要时邀请相关科室人员或机构外人员参加。

3. 医疗机构应统一疑难病例讨论记录的格式和模板。讨论内容应专册记录，主持人需审核并签字。讨论的结论应当记入病历。

4. 参加疑难病例讨论成员中应当至少有 2 人具有主治及以上专业技术职务任职资格。

七、急危重患者抢救制度

（一）定义

指为控制病情、挽救生命，对急危重患者进行抢救并对抢救流程进行规范的制度。

（二）基本要求

1. 医疗机构及临床科室应当明确急危重患者的范围，包括但不限于出现以下情形的患者：病情危重，不立即处置可能存在危及生命或出现重要脏器功能严重损害；生命体征不稳定并有恶化倾向等。

2. 医疗机构应当建立抢救资源配置与紧急调配的机制，确保各单元抢救设备和药品可用。建立绿色通道机制，确保急危重患者优先救治。医疗机构应当为非本机构诊疗范围内的急危重患者的转诊提供必要的帮助。

3. 临床科室急危重患者的抢救，由现场级别和年资最高的医师主持。紧急情况下医务人员参与或主持急危重患者的抢救，不受其执业范围限制。

4. 抢救完成后 6 小时内应当将抢救记录记入病历，记录时间应具体到分钟，主持抢救的人员应当审核并签字。

八、术前讨论制度

（一）定义

指以降低手术风险、保障手术安全为目的，在患者手术实施前，医师必须对拟实施手术的手术指征、手术方式、预期效果、手术风险和处置预案等进行讨论的制度。

（二）基本要求

1. 除以紧急抢救生命为目的的急诊手术外，所有住院患者手术必须实施术前讨论，术者必须参加。

2. 术前讨论的范围包括手术组讨论、医师团队讨论、病区内讨论和全科讨论。临床科室应当明确本科室开展的各级手术术前讨论的范围并经医疗管理部门审定。全科讨论应当由科主任或其授权的副主任主持，必要时邀请医疗管理部门和相关科室参加。患者手术涉及多学科或存在可能影响手术的合并症的，应当邀请相关科室参与讨论，或事先完成相关学科的会诊。

3. 术前讨论完成后，方可开具手术医嘱，签署手术知情同意书。

4. 术前讨论的结论应当记入病历。

九、死亡病例讨论制度

（一）定义

指为全面梳理诊疗过程、总结和积累诊疗经验、不断提升诊疗服务水平，对医疗机构内死亡病例的死亡原因、死亡诊断、诊疗过程等进行讨论的制度。

（二）基本要求

1. 死亡病例讨论原则上应当在患者死亡 1 周内完成。尸检病例在尸检报告出具后 1 周内必须再次讨论。

2. 死亡病例讨论应当在全科范围内进行，由科主任主持，必要时邀请医疗管理部门和相关科室参加。

3. 死亡病例讨论情况应当按照本机构统一制定的模板进行专册记录，由主持人审核并签字。死亡病例讨论结果应当记入病历。

4. 医疗机构应当及时对全部死亡病例进行汇总分析，并提出持续改进意见。

十、查对制度

（一）定义

指为防止医疗差错，保障医疗安全，医务人员对医疗行为和医疗器械、设施、药品等进行复核查对的制度。

（二）基本要求

1. 医疗机构的查对制度应当涵盖患者身份识别、临床诊疗行为、设备设施运行和医疗环境安全等相关方面。

2. 每项医疗行为都必须查对患者身份。应当至少使用两种身份查对方式，严禁将床号作为身份查对的标识。为无名患者进行诊疗活动时，须双人核对。用电子设备辨别患者身份时，仍需口语化查对。

3. 医疗器械、设施、药品、标本等查对要求按照国家有关规定和标准执行。

十一、手术安全核查制度

（一）定义

指在麻醉实施前、手术开始前和患者离开手术室前对患者身份、手术部位、手术方式等进行多方参与的核查，以保障患者安全的制度。

（二）基本要求

1. 医疗机构应当建立手术安全核查制度和标准化流程。

2. 手术安全核查过程和内容按国家有关规定执行。

3. 手术安全核查表应当纳入病历。

十二、手术分级管理制度

（一）定义

指为保障患者安全，按照手术风险程度、复杂程度、难易程度和资源消耗不同，对手术进行分级管理的制度。

（二）基本要求

1. 按照手术风险性和难易程度不同，手术分为四级。具体要求按照国家有关规定执行。

2. 医疗机构应当建立手术分级管理工作制度和手术分级管理目录。

3. 医疗机构应当建立手术分级授权管理机制，建立手术医师技术档案。

4. 医疗机构应当对手术医师能力进行定期评估，根据评估结果对手术权限进行动态调整。

十三、新技术和新项目准入制度

（一）定义

指为保障患者安全，对于本医疗机构首次开展临床应用的医疗技术或诊疗方法实施论证、审核、质控、评估全流程规范管理的制度。

（二）基本要求

1. 医疗机构拟开展的新技术和新项目应当为安全、有效、经济、适宜、能够进行临床应用的技术和项目。

2. 医疗机构应当明确本机构医疗技术和诊疗项目临床应用清单并定期更新。

3. 医疗机构应当建立新技术和新项目审批流程，所有新技术和新项目必须经过本机构相关技术管理委员会和医学伦理委员会审核同意后，方可开展临床应用。

4. 新技术和新项目临床应用前，要充分论证可能存在的安全隐患或技术风险，并制定相应预案。

5. 医疗机构应当明确开展新技术和新项目临床应用的专业人员范围，并加强新技术和新项目质量控制工作。

6. 医疗机构应当建立新技术和新项目临床应用动态评估制度，对新技术和新项目实施全程追踪管理和动态评估。

7. 医疗机构开展临床研究的新技术和新项目按照国家有关规定执行。

十四、危急值报告制度

（一）定义

指对提示患者处于生命危急状态的检查、检验结果建立复核、报告、记录等管理机制，以保障患者安全的制度。

（二）基本要求

1. 医疗机构应当分别建立住院和门急诊患者危急值报告具体管理流程和记录规范，确保危急值信息准确，传递及时，信息传递各环节无缝衔接且可追溯。

2. 医疗机构应当制定可能危及患者生命的各项检查、检验结果危急值清单并定期调整。

3. 出现危急值时，出具检查、检验结果报告的部门报出前，应当双人核对并签字确认，夜间或紧急情况下可单人双次核对。对于需要立即重复检查、检验的项目，应当及时复检并核对。

4. 外送的检验标本或检查项目存在危急值项目的，医院应当和相关机构协商危急值的通知方式，并建立可追溯的危急值报告流程，确保临床科室或患方能够及时接收危急值。

5. 临床科室任何接收到危急值信息的人员应当准确记录、复读、确认危急值结果，并立即通知相关医师。

6. 医疗机构应当统一制定临床危急值信息登记专册和模板，确保危急值信息报告全流程的人员、时间、内容等关键要素可追溯。

十五、病历管理制度

（一）定义

指为准确反映医疗活动全过程，实现医疗服务行为可追溯，维护医患双方合法权益，保障医疗质量和医疗安全，对医疗文书的书写、质控、保存、使用等环节进行管理的制度。

（二）基本要求

1. 医疗机构应当建立住院及门急诊病历管理和质量控制制度，严格落实国家病历书写、管理和应用相关规定，建立病历质量检查、评估与反馈机制。

2. 医疗机构病历书写应当做到客观、真实、准确、及时、完整、规范，并明确病历书写的格式、内容和时限。

3. 实施电子病历的医疗机构，应当建立电子病历的建立、记录、修改、使用、存储、传输、质控、安全等级保护等管理制度。

4. 医疗机构应当保障病历资料安全，病历内容记录与修改信息可追溯。

5. 鼓励推行病历无纸化。

十六、抗菌药物分级管理制度

（一）定义

指根据抗菌药物的安全性、疗效、细菌耐药性和价格等因素，对抗菌药物临床应用进行分级管理的制度。

（二）基本要求

1. 根据抗菌药物的安全性、疗效、细菌耐药性和价格等因素，抗菌药物分为非限制使用级、限制使用级与特殊使用级三级。

2. 医疗机构应当严格按照有关规定建立本机构抗菌药物分级管理目录和医师抗菌药物处方权限，并定期调整。

3. 医疗机构应当建立全院特殊使用级抗菌药物会诊专家库，按照规定规范特殊使用级抗菌药物使用流程。

4. 医疗机构应当按照抗菌药物分级管理原则，建立抗菌药物遴选、采购、处方、调剂、临床应用和药物评价的管理制度和具体操作流程。

十七、临床用血审核制度

（一）定义

指在临床用血全过程中，对与临床用血相关的各项程序和环节进行审核和评估，以保障患者临床用血安全的制度。

（二）基本要求

1. 医疗机构应当严格落实国家关于医疗机构临床用血的有关规定，设立临床用血管理委员会或工作组，制定本机构血液预订、接收、入库、储存、出库、库存预警、临床合理用血等管理制度，完善临床用血申请、审核、监测、分析、评估、改进等管理制度、机制和具体流程。

2. 临床用血审核包括但不限于用血申请、输血治疗知情同意、适应证判断、配血、取血发血、临床输血、输血中观察和输血后管理等环节，并全程记录，保障信息可追溯，健全临床合理用血评估与结果应用制度、输血不良反应监测和处置流程。

3. 医疗机构应当完善急救用血管理制度和流程，保障急救治疗需要。

十八、信息安全管理制度

（一）定义

指医疗机构按照信息安全管理相关法律法规和技术标准要求，对医疗机构患者诊疗信息的收集、存储、使用、传输、处理、发布等进行全流程系统性保障的制度。

（二）基本要求

1. 医疗机构应当依法依规建立覆盖患者诊疗信息管理全流程的制度和技术保障体系，完善组织架构，明确管理部门，落实信息安全等级保护等有关要求。

2. 医疗机构主要负责人是医疗机构患者诊疗信息安全管理第一责任人。

3. 医疗机构应当建立患者诊疗信息安全风险评估和应急工作机制，制定应急预案。

4. 医疗机构应当确保实现本机构患者诊疗信息管理全流程的安全性、真实性、连续性、完整性、稳定性、时效性、溯源性。

5. 医疗机构应当建立患者诊疗信息保护制度，使用患者诊疗信息应当遵循合法、依规、正当、必要的原则，不得出售或擅自向他人或其他机构提供患者诊疗信息。

6. 医疗机构应当建立员工授权管理制度，明确员工的患者诊疗信息使用权限和相关责任。医疗机构应当为员工使用患者诊疗信息提供便利和安全保障，因个人授权信息保管不当造成的不良后果由被授权人承担。

7. 医疗机构应当不断提升患者诊疗信息安全防护水平，防止信息泄露、毁损、丢失。定期开展患者诊疗信息安全自查工作，建立患者诊疗信息系统安全事故责任管理、追溯机制。在发生或者可能发生患者诊疗信息泄露、毁损、丢失的情况时，应当立即采取补救措施，按照规定向有关部门报告。

第四部分　扩展阅读及参考文献

如果我看得更远，那是因为我站在巨人的肩膀上。

——艾萨克·牛顿

扩展阅读及参考文献

［1］Charon R，2015. 叙事医学：尊重疾病的故事［M］. 郭丽萍，译. 北京：北京大学出版社.

［2］Donabedian A，2007. 医疗质量评估与监测［M］. 李岩，编译. 北京：北京大学医学出版社，北京大学出版社.

［3］"e- 患者戴夫"· 小德布朗卡特，2015. 请患者参与［M］. 赵新远，译. 北京：光明日报出版社.

［4］Frankel R M，et al.，2001. Getting the most out of the clinical encounter：the four habits model［J］. J Med Pract Manage，16（4）：184-191.

［5］Kalet A，et al.，2004. Teaching communication in clinical clerkships：models from the Macy initiative in health communications［J］. Acad Med，79（6）：511-520.

［6］Keller V F，et al.，1994. A new model for physician-patient communication［J］. Patient Educ Couns，23（2）：131-140.

［7］Kurtz S，et al.，1998. Teaching and Learning Communication Skills in Medicine［M］. Cam-bridge：Radcliffe Medical Press.

［8］Makoul G，2001. The SEGUE framework for teaching and assessing communication skills［J］. Patient Educ Couns，45（1）：23-34.

［9］Rockenbauch K，et al.，2020. 高效医患沟通的理论与方法［M］. 洪堃绿，王晓希，周馥，译. 北京：北京大学出版社.

［10］Silverman J，et al.，2018. 医患沟通技巧［M］. 杨雪松，译. 3 版. 北京：中国科学技术出版社.

［11］Smith R D，1990. Communication Skills Training For Health Professionals［J］. Nurse Educ Today，10（3）：23.

［12］阿图 · 葛文德，2012. 清单革命——如何持续、正确、安全地把事情做好［M］. 王佳艺，译. 杭州：浙江人民出版社.

［13］保罗 · 萨缪尔森，等，2021. 经济学（第 19 版）［M］. 萧琛，译. 北京：商务印书馆.

［14］保罗 · 斯皮格尔曼，等，2017. 患者第二——改善医患关系之根本［M］. 林贤聪，译. 北京：电子工业出版社.

［15］曹艳春，2005. 违反医疗告知义务之侵权责任［J］. 法学杂志，（6）：78-80. DOI：10.3969/j.issn.1001-618X.2005.06.025.
［16］陈倩雯，等，2014. 国内外医患关系研究述评［J］. 医学与哲学（A），35（3）：44-48.
［17］陈世耀，等，2020. 医患沟通临床实践［M］. 上海：复旦大学出版社.
［18］陈伟，等，2013. 医院投诉管理工作指南［M］. 北京：人民军医出版社.
［19］丁煌，2013. 人际沟通学［M］. 武汉：武汉大学出版社.
［20］杜治政，2022. 医学技术权力及其权力的异化（上）——兼论技术、资本、权力的联盟与互动［J］. 医学与哲学，43（5）：1-6.
［21］杜治政，2003. 医学伦理的多元、通约及其他——《医学伦理学》序［J］. 医学与哲学，24（11）：22-24.
［22］菲利普·克劳斯比，2011. 质量免费［M］. 杨钢，等，译. 太原：山西出版集团，山西教育出版社.
［23］古津贤，等，2009. 多学科视角下的医患关系研究［M］. 天津：天津人民出版社.
［24］郭春丽，等，2018. 我国医患沟通障碍分析［J］. 中国医学伦理学，31（07）：845-850.
［25］郭莉萍，2020. 叙事医学［M］. 北京：人民卫生出版社.
［26］郭璐怡，等，2021. 建构医患沟通新模式——以叙事医学视角［J］. 卫生软科学，35（3）：75-78.
［27］国实，等，2015. 不同特征患方对医患沟通认知差异比较研究［J］. 齐齐哈尔医学院学报，36（12）：1801-1803.
［28］侯胜田，等，2014. 国外医患沟通模式对我国和谐医患关系构建的启示［J］. 医学与社会，27（2）：51-54.
［29］侯胜田，等，2014. 主要医患沟通模式及 6S 延伸模式探讨［J］. 医学与哲学（A），35（1）：54-57.
［30］黄茂鑫，等，2019. 6S 延伸医患沟通模式下的医患沟通探讨［J］. 清远职业技术学院学报，12（4）：67-72.
［31］吉建伟，等，2015. 基于需求层次理论的公立医院医患沟通模式探索［J］. 中国医院管理，35（8）：16-19.
［32］解方舟，等，2016. 共情能力的作用及其培养［J］. 中国健康心理学杂志，24（09）：1425-1432. DOI：10.13342/j.cnki.cjhp.2016.09.037.
［33］康喆，2014. 医疗知情同意权的研究［D］. 天津：天津师范大学.
［34］李伦，等，2014. 医患协商模式及其论证［J］. 湖南师范大学社会科学学报，43（5）：60-65.
［35］刘广灵，2008.“第一印象”的信息机制及其激励效应分析［J］. 中国软科学，（12）：105-113，145.
［36］刘惠军，2011. 医学人文素质与医患沟通技能教程［M］. 北京：北京大学医学出

版社 .
[37] 刘雪寒，等,2021. 国内外医患沟通模式研究进展［J］. 中国医学伦理学,34（06）: 686-691.
[38] 陆卫明，等，2006. 人际关系心理学［M］. 西安：西安交通大学出版社 .
[39] 马修 · 麦肯，等，2010. 720° 全景沟通（第三版）［M］. 灵思泉，等，译 . 北京：京华出版社 .
[40] 孟翔，2011. 医疗纠纷中若干法律问题的研究——以“丈夫拒签手术单致孕妇死亡案”为视角［D］. 甘肃：兰州大学 . DOI：10.7666/d.J0061762.
[41] 沙海萍，2014. 医患关系视角下医生职业倦怠及对策［J］. 临床医药文献杂志，1（12）：2304-2304.
[42] 尚俊芳，等，2012. 医患沟通模式的比较研究［J］. 医学与哲学（B），33（09）：71-73.
[43] 邵建文，等，2019. 中外医患沟通模式中医学与人文要素及融合状态研究［J］. 中国医学伦理学，32（10）：1277-1282.
[44] 石晓寒，2021. 论我国患者知情同意领域中的保护性医疗措施［J］. 法制与社会，（9）：121-122. DOI：10.19387/j.cnki.1009-0592.2021.03.236.
[45] 史瑞芬，2008. 医疗沟通技能［M］. 北京：人民军医出版社 .
[46] 斯蒂芬 · 罗宾斯，等,2016. 组织行为学（第 16 版）［M］. 孙健敏，等，译 . 北京：中国人民大学出版社 .
[47] 孙利静，等,2018. Teach-back 沟通模式在不孕症门诊患者健康教育中的应用［J］. 齐鲁护理杂志，24（16）：75-77.
[48] 孙绍邦，等，2006. 医患沟通［M］. 北京：人民军医出版社 .
[49] 孙绍邦，等，2006. 医患沟通概论［M］. 北京：人民军医出版社 .
[50] 涂炯，等，2018. 医患沟通中的话语反差：基于某医院医患互动的门诊观察［J］. 思想战线，44（03）：28-36.
[51] 瓦拉瑞尔 A. 泽丝曼尔，等，2020. 服务营销（第七版）［M］. 张金成，白长虹，杜建刚，等，译 . 北京：机械工业出版 .
[52] 万华军，等,2013. 基于帕累托定律的医患沟通决策树模型研究［J］. 医学与社会，26（01）：67-70.
[53] 万学红，等，2022. 诊断学［M］. 9 版 . 北京：人民卫生出版社 .
[54] 王凤华，等，2022. 医患沟通实务［M］. 北京：化学工业出版社 .
[55] 王海燕，等，2014. 服务质量管理［M］. 北京：电子工业出版社 .
[56] 王锦帆，等，2006. 构建“医患沟通学”的思考与探索［J］. 医学与哲学（人文社会医学版），27（10）：48-49.
[57] 王锦帆,2007. 关于我国医患沟通内涵与目的的思考［J］. 中国医院管理,27（03）: 27-29.
[58] 王锦帆，2003. 医患沟通学［M］. 北京：人民卫生出版社 .

[59] 王玲，等，2022. 治疗性沟通模式用于发育性髋关节脱位术后患儿Ⅲ～Ⅳ级会阴部肿胀的护理研究［J］. 山西医药杂志，51（6）：627-630.
[60] 王侣珍，等，2014. 非暴力沟通模式在处理护患关系中的应用［J］. 护理研究，28（13）：1636-1637.
[61] 王胜明，2010. 中华人民共和国侵权责任法解读［M］. 北京：中国法制出版社 .
[62] 王岳，2022. 医患关系与医患沟通［M］. 北京：中国协和医科大学出版社 .
[63] 威廉·奥斯勒，2018. 生活之道［M］. 邓伯宸，译 . 桂林：广西师范大学出版社 .
[64] 吴瑞乔，2007. 医患沟通中应注意的语言问题［C］. 第 13 届全国医院管理理论与实践学术年会论文集：178-179.
[65] 西奥多·莱维特，2018. 营销想象力［M］. 辛弘，译 . 北京：机械工业出版社 .
[66] 肖传实，等，2008. 实用医患沟通技巧［M］. 北京：军事医学科学出版社 .
[67] 肖萍，等，2005. 95%患者对治疗不满选择沉默［J］. 中国卫生，（7）：7.
[68] 杨海燕，等，2010. 医患关系与依恋模式［J］. 医学与哲学（人文社会医学版），31（6）：35-37.
[69] 杨丽珍，2020. "告知后同意"：《民法典》第 1219 条第 1 款的解释论展开［J］. 西北大学学报（哲学社会科学版），50（6）：51-57. DOI：10.16152/j.cnki.xdxbsk.2020-06-006.
[70] 张大庆，2013. 医学人文学导论［M］. 北京：科学出版社 .
[71] 张涛，2007. 患者认知因素对病人满意度的影响与对策研究［J］. 医学与哲学（人文社会医学版），28（1）：39-40，44.
[72] 张彦平，等，2017. 标准化沟通模式的临床应用现状及展望［J］. 循证护理，3（1）：34-37.
[73] 张玉龙，等，2011. 医患沟通中疾病认知模式的伦理审视［J］. 中国卫生事业管理，28（2）：93-94，116.
[74] 重庆市卫生局，2003. 重庆医科大学儿童医院实行医患沟通制的举措、推广与体会［J］. 中国卫生质量管理，10（1）：54-57.
[75] 周桂桐，等，2011. 临床接诊与医患沟通技能实训［M］. 北京：中国中医药出版社 .
[76] 周毅，2011. 人际交往与医患沟通［M］. 北京：北京大学医学出版社 .

跋

编写《门诊医患沟通指引》纯粹是出于在北京大学口腔医院医学人文教学组进行医患沟通课堂教学和演练的需要。自2013年作为第一批参与口腔医院长学制学生医患沟通临床提高课理论授课的教师，再到2016年开始进行医患沟通的课堂案例演练，这些年下来，我在每一次演练课备课之前都在思考：医患沟通是否应该遵循一个相对规范和结构化的过程？怎样才能在课堂教学和案例演练中让同学们在学习之后进行不断的重复和提升？如果能够把医患沟通的过程总结规范成类似于疾病诊疗临床规范或者指南之类的条文，岂不是在教与学的过程中老师和学生都有了依据？

我在此基础上不断思考和总结，初步形成了《门诊医患沟通指引》（以下简称《指引》）的初稿，并开始广泛地向国内认识或者不认识的专家学者们征求意见，不断修改。有一天，我突然看到了杨雪松教授主译的Silverman等所著的《医患沟通技巧》，其中的"Calgary-Cambridge 指南沟通过程技巧"与我的想法不谋而合。不同的是，"Calgary-Cambridge 指南"已由三位学者经过了很长时间的研究和修订，具有了很高的知名度。然而，我本人在仔细学习研读其中条款的过程中，对其在国内门诊医患沟通过程中的"可操作性"存在很大的怀疑，因此更加坚定了自己继续修订《指引》的想法。在修订过程中，我尝试着把自己对《指引》条款内容的想法写出来，便有了这本"书"的出现。

需要特别说明的是，在《指引》的持续修订过程中，我得到了很多专家老师们的支持和鼓励，也收到了很多非常重要的修改意见，并体现在现有的2024版本中。其中中华口腔医学会郭传瑸会长建议增加“体格检查”的内容并修改了一些措辞和表述方法；北京大学口腔医院的原医疗院长张伟老师建议把原来的“门、急诊医患沟通”调整为“门诊医患沟通”，这算是《指引》前后一个比较大的变化。南京医科大学的王锦帆教授是我在学习几本现有的医患沟通教科书中认识的一位医患沟通学的知名教授，通过朋友的介绍唐突地给王老师发过去了《指引》初稿，没想到很快接到了王老师的微信语音电话，给予了很多非常中肯的意见和建议，包括对于医患沟通的定义以及很多措辞表述的细致的修改意见，让我非常兴奋和感动。北京大学医学部的王岳教授也是很快给予我很多指导意见的专家之一，其中关于良好的医患沟通可以提高诊疗患者的安全水平、缓解医护人员的职业倦怠，以及建议增加关于多种途径沟通方式的内容，都来自王岳老师的重要建议。《中国卫生法制》的王北京老师在加拿大给我发来反馈意见，建议我把“告知病情、治疗计划和风险”中的“告知”变成“说明”，一看到这条建议，我就毫不犹豫地进行了修改。北京大学口腔医院导医咨询中心的刘萌护士长建议在检查前要对患者能否承受检查的痛苦进行评估，也被我融入到修改的条款中。此外，中华口腔医学会前任会长俞光岩教授，北京大学口腔医院周永胜书记、邓旭亮院长和蔡志刚医疗院长，北京大学医学部医学人文学院郭莉萍院长，北京大学第六医院孙洪强院长，中国医院协会培训部李明霞主任，北京中医药大学侯胜田主任，北京积水潭医院陈伟主任，北京大学医学部医院管理处李岩处长，北京卫生法学会刘宇会长，以及首都医科大学卫生法学系马辉教授等，都给了我极大的鼓励、支持和修改建议，让我能够在不断修订《指引》的努力中备受鼓舞、不断思考。需要说明的是，征求意见的专家和学者的范围远远不限于上述列举到的各位，还有很多专家和老师都给予了积极的鼓励和指导，在此一并谢过。

最后，还要特别感谢我的研究生导师孙东东教授给予的很多指导，并在百忙之中欣然作序。感谢北京大学口腔医院医学人文教学组的李静老师和刘萌护士长在成书过程中花费大量的时间和精力协助校对。

施祖东